人生が変わる
ホルモンコントロール術

はたらくホルモン

デキる人は青い手帳を使う

朝1杯の牛乳が夜の睡眠を変える

勝負リップを持てば仕事も恋愛もうまくいく

糖尿病内科医・漢方医
工藤 孝文

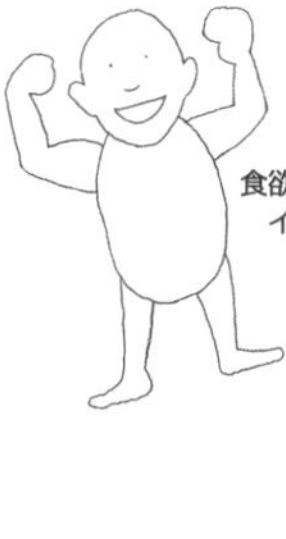
食欲抑制ホルモン
インクレチン

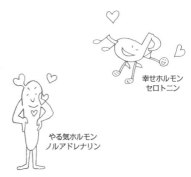

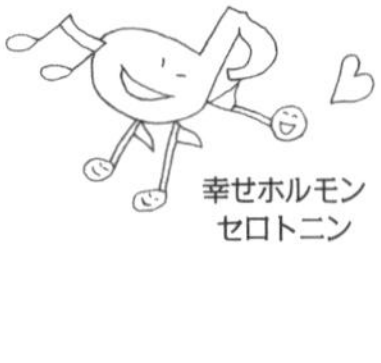
幸せホルモン
セロトニン

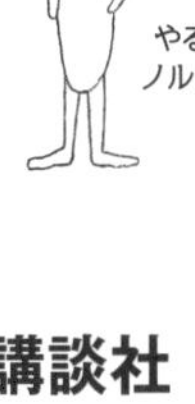
やる気ホルモン
ノルアドレナリン

講談社

はじめに

「ホルモン」という言葉、みなさん聞いたことはありますか？　おそらく、みなさんの思い描くイメージは、**男性ホルモン、女性ホルモン、**そして、〝更年期などに関わるもの〟というイメージなのではないかと思います。

もちろんそれで正解です。ただ、ホルモンというのは、たくさんあって、みなさんの思う以上に、とてもよくはたらいています。その種類は、一〇〇種類以上といわれていますが、実は正確な数はまだ分かっていません。というのも、ホルモンという概念が医学的に確立したのは、実は二十世紀になってからなのです。

なんとなく体調が悪い、耳鳴りがする、頭が重い……こんな症状で悩んだ経験はありませんか？　病院に行くほど悪くはなくても、普通に生活するのがなんとなくつらい……こんな経験、したことのある方が多いのではないかと思います。

病院に行ったとしても、大体は、「自律神経失調症」や「うつ病」などと診断されて薬を処方されるだけで帰されたりします。それもそのはずで、がんや心筋梗塞などのように、**命に関わる緊急性のある病気ではない**からです。

僕の専門は**「内分泌科《ないぶんぴっか》」といって、まさにホルモンが専門分野**です。消化器科、呼吸器科などはみなさんご存知だと思いますが、「内分泌」という言葉はピンとこない方が多いかもしれません。

ところが、僕は毎月のようにテレビに出て、さまざまな番組で、医者の立場からコメントをしています。それは、テレビがとり上げるテーマが、どれも僕の専門分野だからです。

循環器が専門の医者は心臓など循環器のみ、消化器が専門の医者は胃や腸など消化器のみが専門範囲ですが、**内分泌の場合は、体全体が専門範囲**になります。なぜなら、**ホルモンは、体のあらゆる場所から分泌される**からです。

たとえば、ホルモンで有名なものに**ドーパミン、セロトニン、インスリン**といったものがありますが、みなさんも名前くらいは聞いたことがあるでしょうか。ドーパミンは脳から、セロトニンは脳や腸から、インスリンはすい臓から分泌されます。まさに、**体全体に関わるのがホルモン**なのです。

テレビでとり上げられるテーマは、実は多くの方が悩んでいることで、多くの方が必要とする情報である場合が多く、これからの時代、**大きな病に発展する前に、体全**

体をつなげて見て、小さな不調を改善することが必要とされているのだと思います。

ところで、僕の著書から生まれた言葉には、**きゅうりダイエット、7秒座るだけダイエット、叱咤激励《しったげきれい》ダイエット、緑茶コーヒー、おからヨーグルト、ミートファースト**……いろいろあります。いろいろやっている「何でも屋」などと言われたりしていますが、でも、**実はこれ全部ホルモンの話なんです！**　たとえば、

・**きゅうりダイエット↓**きゅうりを噛むことで食欲を低下させる**咀嚼《そしゃく》ホルモン・ヒスタミン**が分泌される

・**7秒座るだけダイエット↓**筋肉に負荷をかけることで脂肪の分解を助け、肌を若返らせる**筋肉ホルモン・マイオカイン**が分泌される

・**叱咤激励ダイエット↓**叱咤されると、叱られないようにと**やる気ホルモン・ノルアドレナリン**、激励されると、**快楽ホルモン・ドーパミン**が分泌される

といったように、体の動きや、感情の動きによって分泌されるホルモンもあれば、

・**緑茶コーヒーダイエット↓**緑茶に含まれるテアニンという成分が、**幸せホルモン・セロトニン**にはたらきかけるので気持ちが前向きになる

・**おからダイエット↓**おからに含まれる成分βコングリシニンが、**やせホルモン・ア**

ディポネクチンにはたらきかけるので、ダイエットに効果的

など、食べ物を摂ることによって、ホルモンが分泌されることもありますし、

・ミートファースト↓肉を先に摂ることで、**満腹ホルモン・インクレチン**が出やすくなり食べ過ぎを防げる

など、食べる順番を変えただけで、「食べたい」という気持ち自体を変えてしまうホルモンもあります。

ダイエットも、疲労回復も、若返りも、あなたの気持ちでさえも、すべて、ホルモンが影響しています。あなたの人生は、ホルモンにコントロールされている、と言っても過言ではないのです。でも実は、暮らしの中で、ほんの少し工夫することで、逆にホルモンはコントロールすることができます。

あなたの人生はホルモン次第！　今日からぜひ、ホルモンコントロールを始めましょう。

工藤　孝文

人生が変わるホルモンコントロール術　はたらくホルモン　目次

はじめに……2

第一部　ホルモンはこうしてはたらいている

人生はホルモン次第……12

朝1杯の牛乳が夜の睡眠を変える理由……12

かばんの中には青い手帳と勝負リップを……13

400人いれば400通りのこたえがある……15

言葉ひとつでホルモンは変わる……17

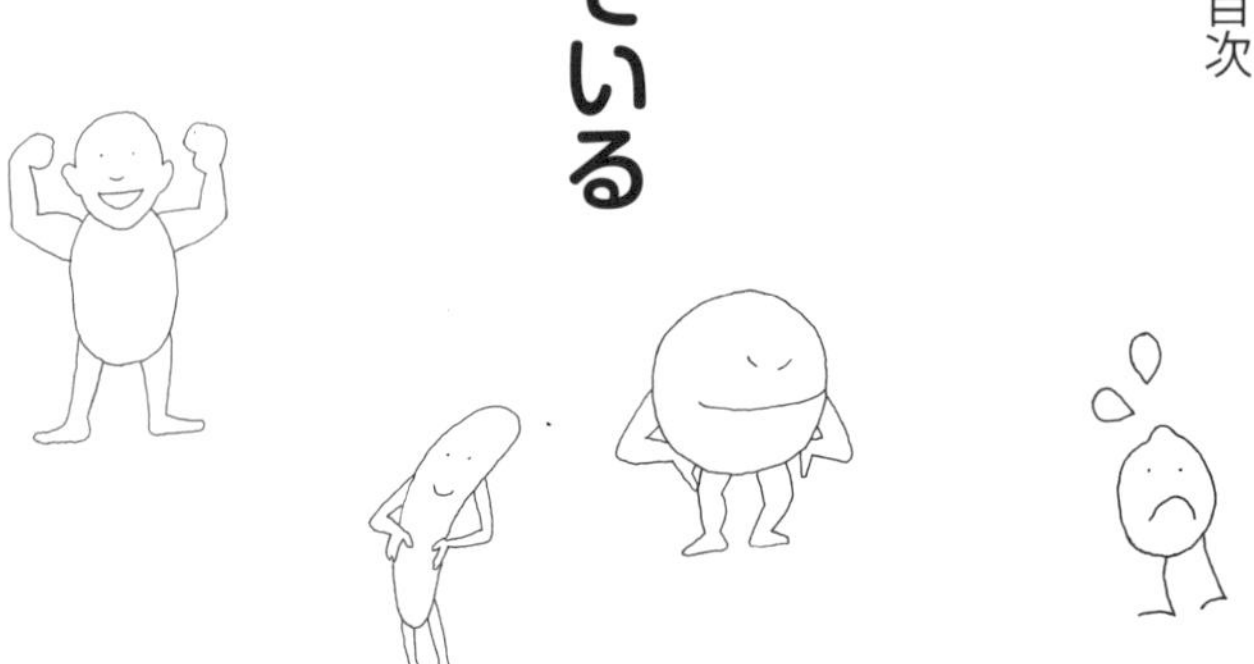

ホルモンがはたらく仕組み……20

速攻はたらく自律神経とゆっくりはたらくホルモン……20

交感神経はアクセル、副交感神経はブレーキ……22

ホルモンの種類と作用する仕組み……23

一日にはたらくホルモン……26

朝　はたらくホルモン……26

午前中　はたらくホルモン……28

午後　はたらくホルモン……30

夜　はたらくホルモン……32

だからホルモンは面白い……34

人間は太るようにできている!?……34

ホルモンコントロールのすすめ……36

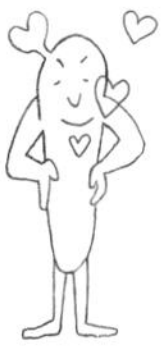

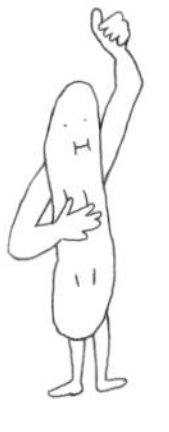

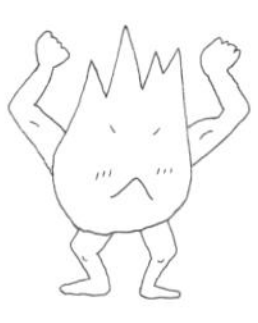

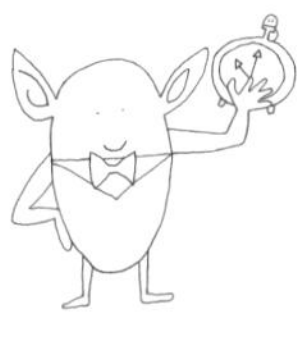

第二部　ホルモンはこんなにはたらいている

ダイエットを成功させるホルモン……38

File 01　満腹ホルモン・レプチン……38
File 02　空腹ホルモン・グレリン……44
File 03　やせホルモン・アディポネクチン……50
File 04　食欲抑制ホルモン・インクレチン……56
File 05　肥満ホルモン・ビーマルワン……62
File 06　咀嚼ホルモン・ヒスタミン……68

仕事力をあげるホルモン……74

File 07　戦闘ホルモン・アドレナリン……74
File 08　やる気ホルモン・ノルアドレナリン……80
File 09　快楽ホルモン・ドーパミン……86
File 10　男性ホルモン・テストステロン……92

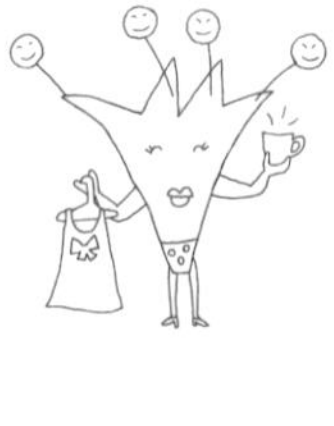
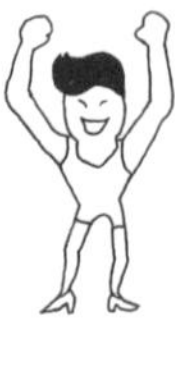
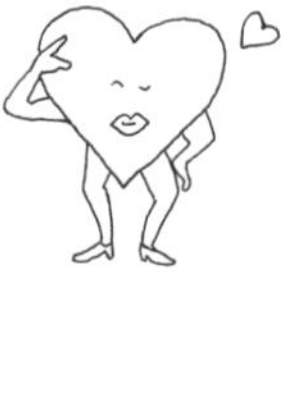
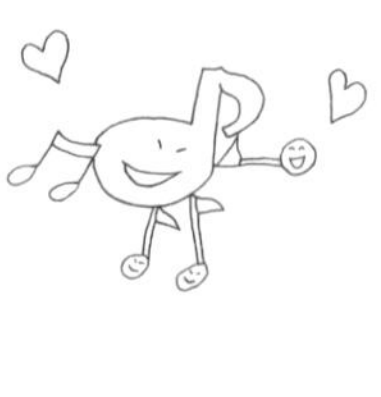

メンタルを左右するホルモン……98

File 11 愛情ホルモン・オキシトシン……98

File 12 幸せホルモン・セロトニン……104

File 13 脳内麻薬ホルモン・βエンドルフィン……110

File 14 美人ホルモン・エストロゲン……116

免疫・慢性疾患に関わるホルモン……122

File 15 倹約ホルモン・インスリン……122

File 16 骨ホルモン・オステオポンチン……128

File 17 カルシウム吸収ホルモン・ビタミンD……134

疲労回復のカギになるホルモン……140

File 18 ストレスホルモン・コルチゾール……140

File 19 筋肉ホルモン・マイオカイン……146

File 20 睡眠ホルモン・メラトニン……152

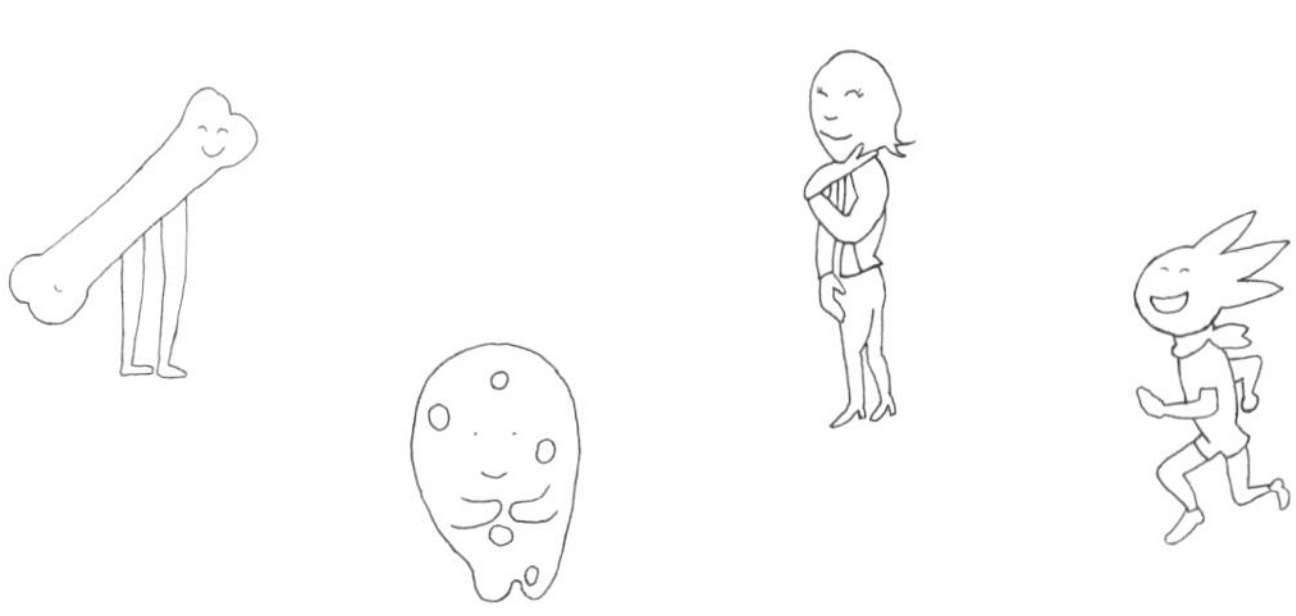

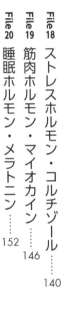

第三部 ホルモンにはたらきかけるもの

漢方……160

アロマ……162

飲み物……164

食品中の成分……167

工藤先生オリジナル やせる出汁……170

おわりに……173

ホルモンINDEX……175

※ホルモンのキャラクターは、医師監修のもと制作していますが、実際のホルモンの形状とは異なります

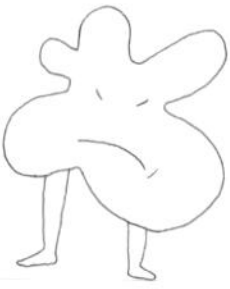

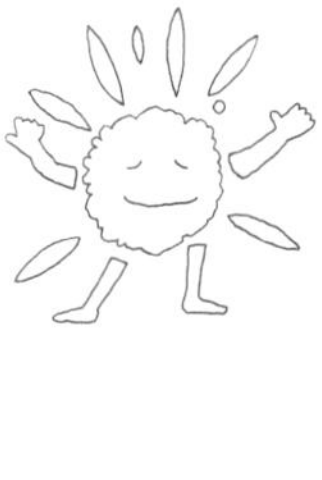

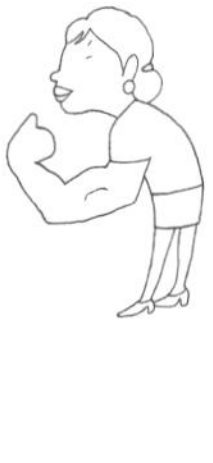

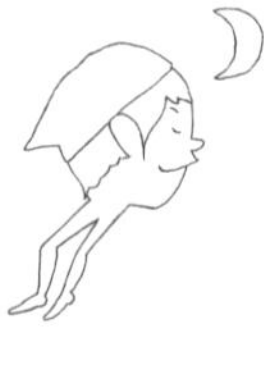

第一部
ホルモンはこうしてはたらいている

人生はホルモン次第

朝1杯の牛乳が夜の睡眠を変える理由

たくさんあるホルモンの中で、みなさんの気持ちや暮らしに一番影響をあたえる有名ホルモンが**セロトニン**です。セロトニンは、正確には神経伝達物質（24ページ参照）ですが、**幸せホルモン**という異名があり、心の安定に深い関わりがあります。セロトニンが分泌されると、幸福感が増し、気持ちも前向きになるといわれていますが、このセロトニンのもととなるのがトリプトファンという成分で、このトリプトファンは牛乳に含まれている成分なのです。

「寝る前にホットミルクを飲むとよく眠れる」とはよく聞く話ですが、ホルモンを中心に考えると、実は夜より朝牛乳を飲んだほうが、睡眠にはよい影響があります。なぜなら、体内にとり込まれたトリプトファンは、セロトニンに変換され、さらに、**メラトニン**というホルモンに変換されていきます。このメラトニンこそ、**睡眠ホルモン**という異名をもち、質のよい睡眠へ導いてくれるホルモンなのです。

ところが、メラトニンが体内で分泌され始めるのは、起床後、14〜16時間ほど経ってからになります。つまり、朝8時に起きた場合、メラトニンが分泌されるのは夜12時になってからということになります。ですから朝牛乳を飲んでトリプトファンをとっておけば、夜ベッドに向かうころには、体の中で睡眠体制がしっかり整うというわけです。

ちなみにトリプトファンは、たんぱく質の中でも体内で合成することができない必須アミノ酸のひとつです。体内で合成されないので、食べ物から摂取する必要がありますが、牛乳以外にも、バナナ、ナッツ、卵、大豆製品、肉や魚などから摂ることができます。こういった食品を朝食で食べておくことも、よい睡眠につながります。

かばんの中には青い手帳と勝負リップを

セロトニンについては、最近さまざまな研究が報告されており、トリプトファン以外にもさまざまな方法で増やせることが分かってきています。詳しくは、第二部（1

06ページ参照）でご紹介しますが、色もセロトニンの分泌に影響していることが分かってきました。脳生理学や色彩心理学の世界では、色によって関わるホルモンが異なるといわれています。一例をあげると、次のようになります。

青　▼幸せホルモン・セロトニン
赤　▼戦闘ホルモン・アドレナリン
ピンク▼美人ホルモン・エストロゲン
黄色▼脳内麻薬ホルモン・βエンドルフィン

青はセロトニンを増やす色なので、手帳や文房具、パソコンのデスクトップなどを青にすると、前向きに楽しく仕事を進めることができるようになります。一方、赤い手帳や文房具は、**戦闘ホルモン・アドレナリン**が分泌されるので、脈拍や血圧が上がって、集中力がそがれたり、攻撃的な気持ちになったりする場合があります。

アドレナリンと同じ部類に属するホルモンに**ドーパミン**があります。カテコールアミンといって、昼間活発になる活動系ホルモンです。ドーパミンは、**快楽ホルモン**とも呼ばれ、これが分泌されることでご褒美を求めてやる気スイッチが押されます。

　仕事中に簡単にできるドーパミンを出す方法は、自分なりのルーティンを持つことです。これはスポーツ選手や勝負の世界ではとり入れられている方法で、スケートの浅田真央さんは、いつもスケート靴は左足から履いていましたし、将棋の藤井聡太さんは、対局の前は同じ店で食事をするなど、いわゆる「験《げん》かつぎ」といわれているものも同じ原理です。

　女性ならお気に入りの口紅を勝負リップとして常に持ち歩いて、大事なプレゼンの前や、デートの前などにさっと塗るだけで、自分に自信を持てるはずです。男性の場合は口紅というわけにはいきませんが、ガムやタブレットなど気に入った銘柄のものを持ち歩くのもよいかもしれません。うまく気持ちを切り替えて、ドーパミンを増やせれば、ここぞ！　というとき、きっと結果を残せるはずです。

400人いれば400通りのこたえがある

　ホルモン次第で人生が変わる、というと少し大げさに聞こえるかもしれないですが、毎日病院で患者さんを治療していると、ホルモンのはたらきは決して無視できないなと感じます。僕がこれまでに出版した本のテーマは、病院で患者さんと接していて、生まれたアイデアばかりです。

一日に300人から400人ほど患者さんを診察しています。年齢的にまだキャリアは短いかもしれませんが、一日に接する患者さんが多い分、多くの症例に接してきていると思います。僕のダイエット外来で患者さんにやってもらっていることは、漢方を飲むことと、体重を毎日測ってグラフに書くこと。アイスクリームもチョコレートもなんでも食べてOK。食事制限も一切ありません。それでもみなさん15〜20kgぐらいやせます。

漢方については、外来で治せない患者さんが出てきたときに、ひょっとしたらホルモンが原因かな、と思うようになり、漢方をとり入れることにしました。処方は僕のオリジナルで、スーパーで買える漢方ばかりです（160ページ参照）。なぜ漢方がよいかといえば、漢方はホルモンに直接はたらきかけるからです。

グラフを書いてもらうのにも理由があります。カレンダーに書き込むだけでは、だめで、グラフに書くことに意味があります。それは、下がっていく折れ線グラフを見て快楽を感じることで、**βエンドルフィン**が分泌されるからです。βエンドルフィンは**脳内麻薬ホルモン**とも呼ばれ、気持ちを高揚させてくれるホルモンです。これが増えると、普通では苦しくなるようなことも、楽しく継続することができるようになるのです。

僕の仕事は、患者さんに気付いてもらうことだと思っています。消化器や呼吸器など、他の症例の場合は、ある程度症状が決まっているのかもしれませんが、ホルモンの場合、４００人の患者さんがいれば、４００人とも症状が違います。めまい、頭痛、耳鳴り、うつなど、診断がつかない病気の場合、ほとんどはホルモンが影響しています。その治療法は、４００人いれば４００通りのこたえがあります。みなさん一人ひとり考え方が違って、心を持っています。ホルモンは、考え方や心のあり方ひとつで、変わってきます。ですから、ご自分で気付いて、変わろうと思うことが一番の治療なのです。

言葉ひとつでホルモンは変わる

もうひとつ、僕が大事にしているのが「言葉の治療」です。

「『もう治らない』って言われたんです」と、この病院にいらした患者さんには、「大丈夫ですよ、絶対治りますよ」と言っています。

実際治せるのかどうか、その時点では僕自身分からないのですが、でもそう言うようにしています。すると、不思議なことに、その患者さんは治るんです。その言葉自体が治療になるのでしょう。それも、ホルモンの力だと思っています。翌週お見えになった患者さんは、「先生に治るって言われたのがうれしかったんです」とおっしゃいます。

日本にも「病は気から」という言葉がありますが、古代ギリシャの医師ヒポクラテスの言葉にこんなものがあります。

「心に起きることはすべて体に影響し、体に起きることも心に影響する」

僕自身も悩み癖があり、学生時代など、どうしようもなく気分が落ち込んだこともありました。そのときの経験も、今患者さんを診察するうえで役立っていると思います。目を見て、声を聞くだけでも、患者さんの不安を感じることができますし、どういう言葉をかければ、前向きなホルモンが増えるか身をもって知っているからです。

アイルランド、オーストラリアへの留学経験も僕の治療方針に影響しています。**幸せホルモン・セロトニン**は日光を浴びることでも分泌が増えます。日照量の少ないアイルランドから、太陽がさんさんとふりそそぐオーストラリアへ移ったときは、セロトニンのパワーを身に染みて感じました。また、海外では、ヒーリングや代替《だいがえ》医療《いりょう》などが行われていて、より心に焦点を当てた医療に触れる機会がありました。

「今がピークだから」と言うと翌週にはよくなる患者さんもいらっしゃいます。それは、心の変化でホルモンの分泌も変わるからです。ホルモンが変われば体調も変わります。

「病気は、人間が自らの力をもって自然に治すものであり、医者はこれを手助けするものである」

これもヒポクラテスの言葉ですが、僕はこれを治療方針にしています。

ホルモンがはたらく仕組み

速攻はたらく自律神経とゆっくりはたらくホルモン

爬虫類などの変温動物とは異なり、人間の場合、外の気温が何度になっても一定の体温を保てる仕組みになっています。これは、脳から**神経系**と**内分泌系**が協力して、体内環境を一定に保てるように調整しているからです。この神経系が、**交感神経と副交感神経から成る自律神経系**で、内分泌系が**ホルモン**です（21ページの図参照）。

自律神経系は、体温や心臓の動きなど体内環境を自動的に調整している神経系で、瞬時に反応してすぐにはたらきます。一方内分泌系は、ホルモンが血液に乗って運ばれることで初めて反応するため、ゆっくりはたらきます。

たとえば、職場で上司からいきなり大声で怒られたとき。「工藤くん！　なんだこれは!?」。びっくりしてすぐに心臓がドキッとすることがあります。「ちょっと来なさい」と呼ばれてひとしきり小言を言われてから席に戻ったとして、席に着いたあとも、まだドキドキがおさまらないことがあります。この、最初にドキッとするのは自律神経系、あとになってもドキドキが続くのは、内分泌系のはたらきによるものです。

僕の専門はこの内分泌ですが、ホルモンは体の各部から、血液の中に分泌されるため、内分泌と言われます。一方、汗や母乳、消化液など、体の外や内臓の外に分泌されるものは外分泌と呼ばれます。

ホルモンのはたらきを語るうえで、自律神経は切っても切れません。**交感神経と副交感神経のバランスが整うと、ホルモンのはたらきもよくなります。**僕の治療の第一歩は、交感神経と副交感神経のバランスを整えてあげるところから始まります。

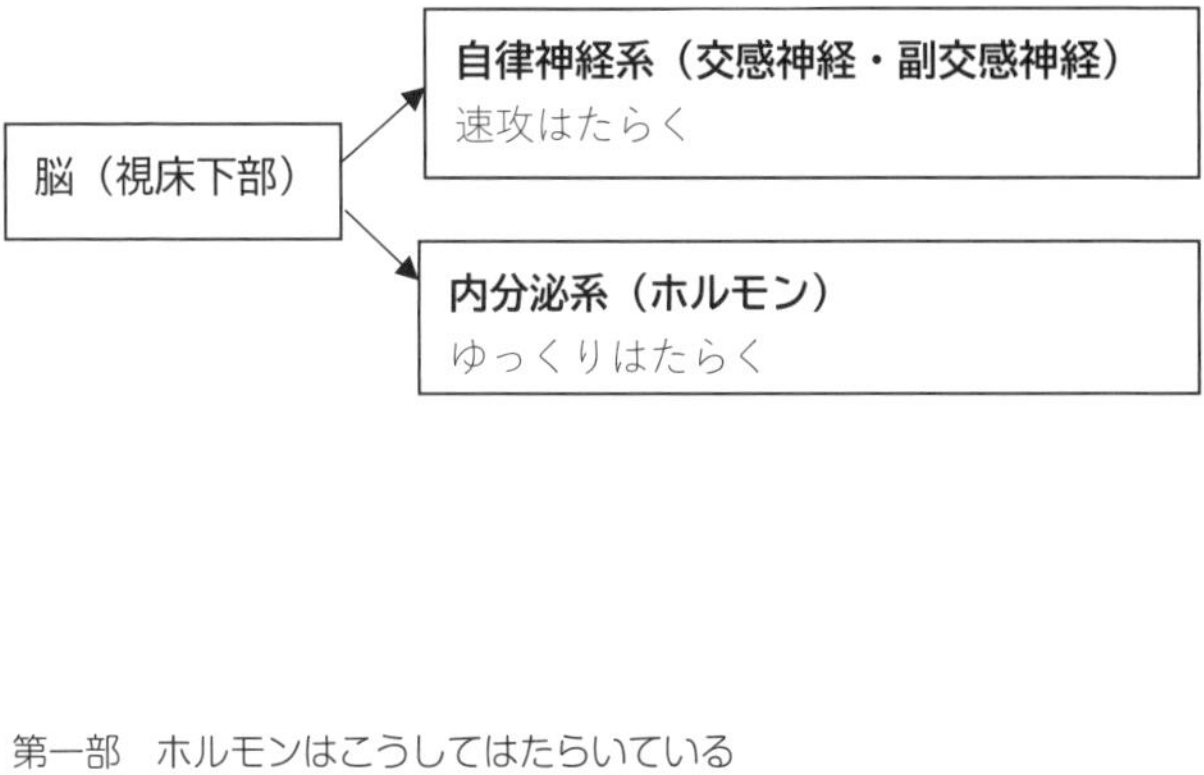

交感神経はアクセル、副交感神経はブレーキ

自律神経のはたらきは「体内環境を自動的に調節している」ということですが、もっと分かりやすくいうと、「無意識の動きの調節」です。たとえば心臓は、自分で「動かそう」と思って動かしているわけではないですよね? このような無意識の動きをコントロールしているのが、自律神経です。

自律神経には交感神経と副交感神経があり、**交感神経はアクセル=戦闘モード**にするもの、**副交感神経はブレーキ=リラックスモード**にするもの、といわれています。

ただ、交感神経と副交感神経についてありがちな誤解が二つあります。

× どちらかが増えるとどちらかが減る
　絶対数が10なら、仕事中は8対2、睡眠時は逆に2対8というように比重が変わるもの、と考える方がいらっしゃいますが、これは誤りです。

× スイッチのように切り替わるもの
　両方独立して存在していて、いまから交感神経! というように切り替えられるもの、と考える方もいらっしゃいますが、これも誤りです。

正解は、**両方同時に高めることでバランスが整う**ということです。というのは、戦

闘モードで交感神経ばかり優位にしていると、いずれ交感神経自体がうまくはたらきにくくなってしまう、という事実があります。かといって、リラックスモードで副交感神経ばかり高めていると、体内時計がくずれてしまいます。体内時計は、ホルモンの分泌に大きく影響しています。体内時計がうまくはたらくことで、朝、**戦闘ホルモン・アドレナリン**や、**やる気ホルモン・ノルアドレナリン**が分泌されますし、逆に夜になると、**睡眠ホルモン・メラトニン**が分泌されます。また、睡眠時に成長ホルモンが分泌されることで、免疫力が向上したり、病気が快方に向かったり、健康で充実した人生を送ることができるのです。

現代人は交感神経が優位になりがちです。ですから、副交感神経を高めるよう意識するとバランスが整います。短い休憩をとったり、夜ゆっくりお風呂に入ったりなど、簡単なことでも効果があります。早口の人がゆっくりしゃべるだけでも、副交感神経が優位になります。

ホルモンの種類と作用する仕組み

冒頭で、セロトニンは実は神経伝達物質である、という話をしましたが、ホルモンと神経伝達物質は、厳密に少しは異なります。

ホルモン　▼神経細胞から分泌され、（血液中を通って）細胞に情報を伝達する
神経伝達物質▼神経細胞の末端から分泌され、神経細胞の間で情報を伝達する

神経伝達物質は、脳内ではたらくため、またの名を**脳内ホルモン**といいます。**セロトニン、アドレナリン、ノルアドレナリン、ドーパミン**などがこの神経伝達物質です。

この本では、広義のホルモンとして、神経伝達物質もホルモンとして紹介しています。どちらも、「細胞から分泌されて、受容体（レセプター）のある細胞にだけ効く」というものです。受容体とは、鍵穴を想像していただくと分かりやすいと思います。つまりホルモンは、ホルモン自身がぴったりはまる受容体に、ピンポイントで効力を発揮します。そのため、分泌量はごく微量です。ホルモンによって多少差はありますが、50メートルプールにスプーン1杯でも、効き目があるものもあります。

ホルモンの分泌には**体内時計**が影響していますが、それ以外にも、**食事、ストレス、性周期（女性の場合は月経など）、加齢**が影響します。性周期や加齢は避けられないものですが、体内時計、食事、ストレスならコントロールできます。これらを整えることが**ホルモンコントロール**です。

一九〇一年に日本の化学者高峰譲吉が副腎から分泌される**アドレナリン**を発見したのがホルモン第一号といわれています。

その後研究が進み、ホルモンとは無縁と思われていた臓器もホルモンを出していることが分かってきました。今では、ほぼ全身からホルモンが出ていて、出さない臓器のほうが珍しいくらいだといわれています。

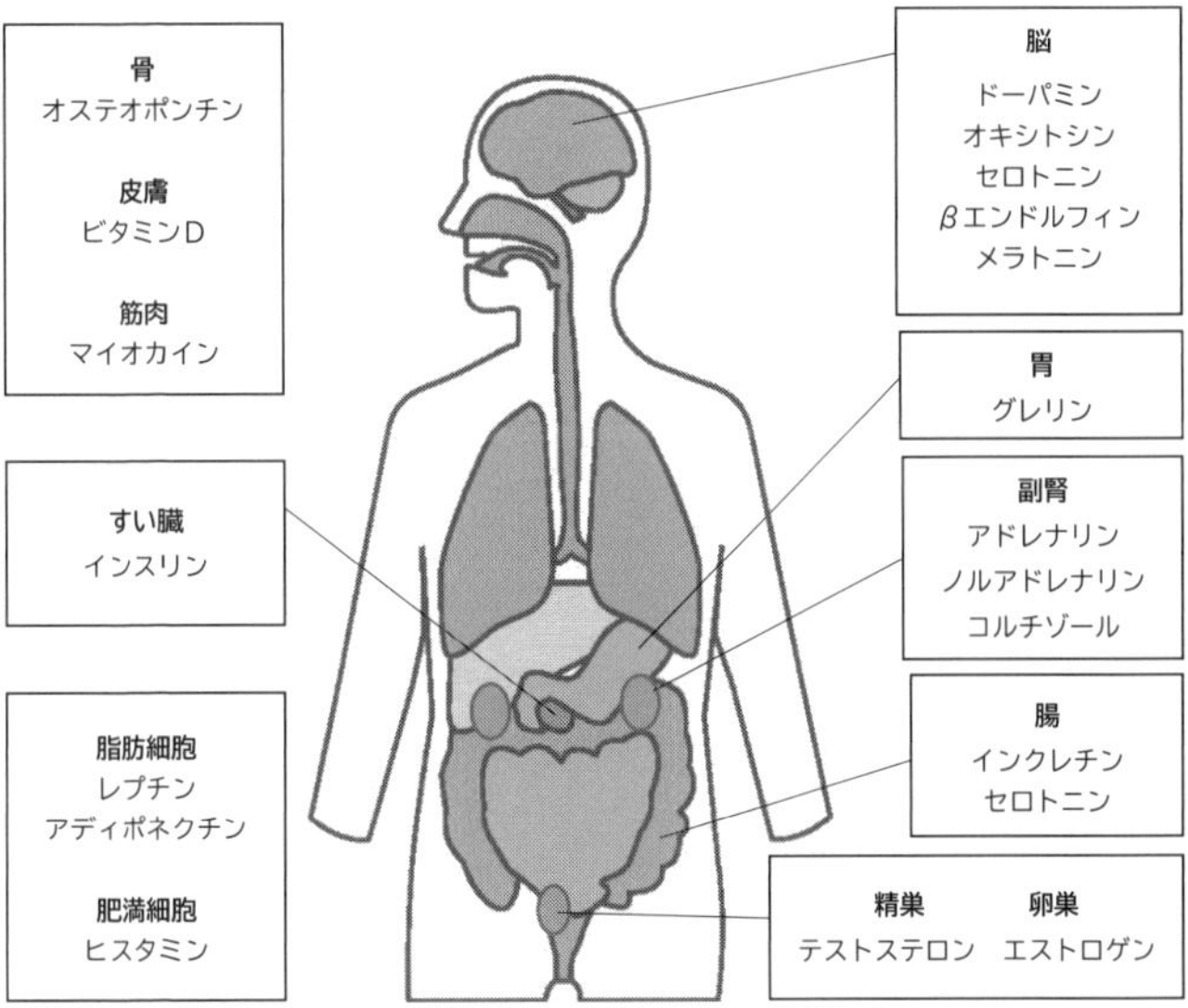

一日にはたらくホルモン

朝　はたらくホルモン

7:00

●**起床**　カーテン全開で朝日を浴びる

夜寝ている間はリラックスしているので副交感神経が優位ですが、明け方になると、交感神経が上がってきます。活動モードに切り替えるためには、朝日を浴びること。朝日を浴びると**睡眠ホルモン・メラトニン**の分泌が抑えられ、脳がすっきり目覚めます。朝7時の朝日を浴びると、体内時計が整います。

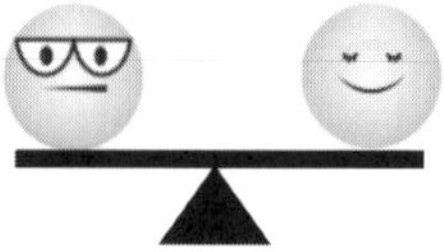

右：副交感神経
左：交感神経

8:00

●朝食　1杯の牛乳とミートファースト

朝牛乳でトリプトファンを摂っておくと、やがて**セロトニン**、**メラトニン**と変換され、夜、質のよい睡眠をもたらしてくれます。卵やチーズでも、同じ効果が得られます（13ページ参照）。また、食事の際、卵やチーズなどたんぱく質から先に食べると、**満腹ホルモン・インクレチン**が分泌され、食べ過ぎを防げます（56ページ参照）。

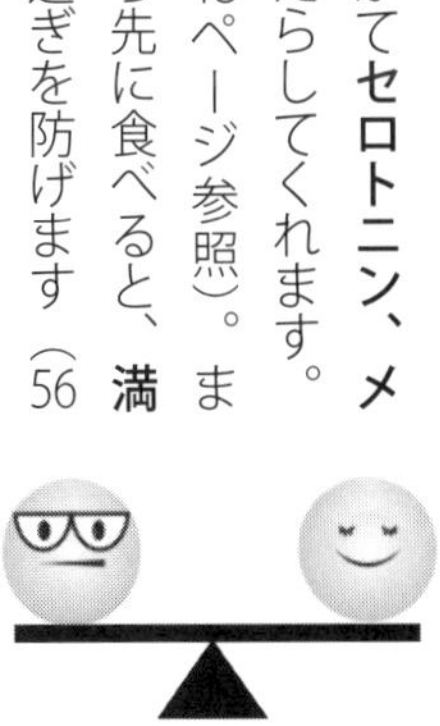

●通勤　ジムに行くよりカロリー消費できるニート

ニートとはNon-Exercise Activity Thermogenesisの略で、あえて運動のための時間をつくらず、暮らしの中でカロリー燃焼していくことです。わざわざ運動の時間をとるのは、なかなか大変ですが、通勤時に筋トレすると決めておけば、必ずできます。ちょっと速めに歩く、駅では階段を使う、それだけでも、効果はあります。脳の血流もよくなり、**アドレナリン**、**ノルアドレナリン**などの活動系ホルモンが分泌されます。

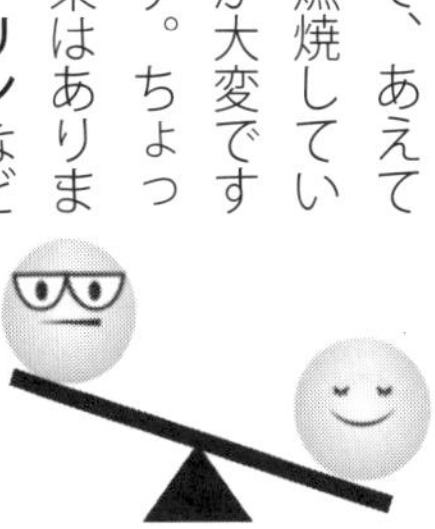

午前中　はたらくホルモン

9:00

●**仕事開始**　一杯のコーヒーで仕事に集中

コーヒーのカフェインには**快楽ホルモン・ドーパミン**を増やす作用があるといわれています。仕事始めに一杯のコーヒーを飲めば、やる気が出てさくさくと仕事がはかどります。

●**上司に怒られる**　そのままにせずできるだけ息抜きを

怒られると交感神経が優位になり**ストレスホルモン・コルチゾール**が出ます。コルチゾールをそのままにしておくと、ニキビができたり、筋肉が脂肪に変わってしまったりしますので、できるだけ**幸せホルモン・セロトニン**や**快楽ホルモン・ドーパミン**を出して副交感神経を上げましょう。上を向くだけでも、笑顔になるだけでもセロトニンは出ます。トイレに行ってストレッチをするのもいいですね。その場ですると、さらに怒られてしまうので注意を。

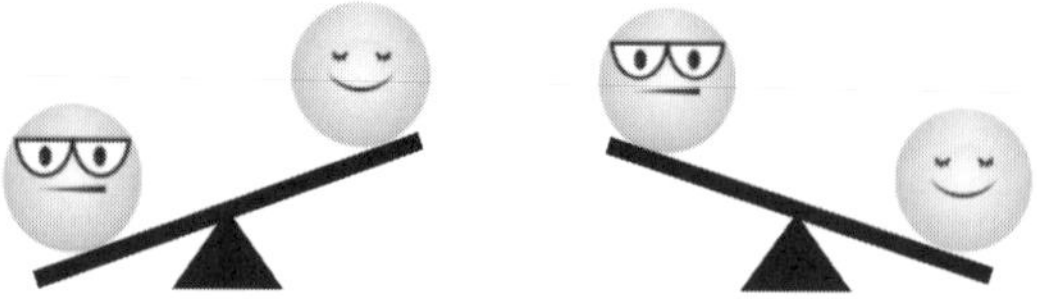

12:00

●昼食　しっかり食べて午後に備える

空腹になると出るのが**空腹ホルモン・グレリン**、逆に満腹になると出るのが**満腹ホルモン・レプチン**です。お昼に味噌汁など大豆製品をとれば、**やせホルモン・アディポネクチン**が分泌され、脂肪燃焼効果が期待できます。

●昼寝　昼寝で副交感神経を優位に

横にならずとも、20分仮眠をとるだけで、副交感神経が優位になり、体を休めることができます。目を閉じてリラックスするだけでもOK。脳が休まることで、夜の睡眠の質も上がるといわれています。また、主婦の方など、状況が許す方は、90分の昼寝をしましょう。90分の昼寝で、恐れや悲しみなどの感情が減り、幸福感が増すという研究結果もあります。

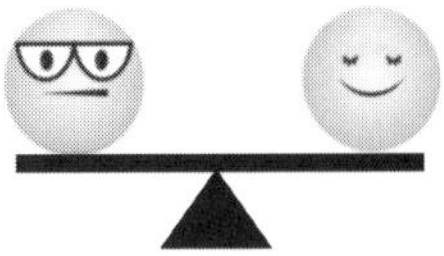

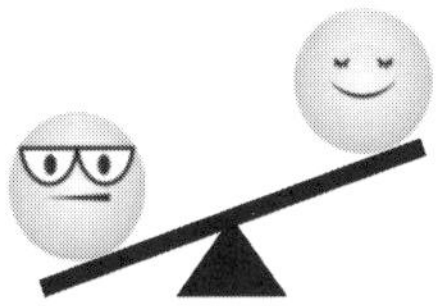

午後　はたらくホルモン

13:00　14:00

●仕事再開　仕事中にちょっと筋トレ

肥満の方とやせている方の一番の違いは、立っている時間。平均すると一日あたり350キロカロリー違い、これはショートケーキひとつ分に当たります。僕がすすめているのは椅子に座るときに7秒かけて座るダイエット（149ページ参照）。これで**筋肉ホルモン・マイオカイン**がしっかり出ます。

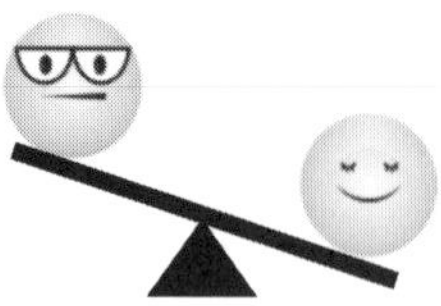

●プレゼン　勝負前の緊張感を上手に活用

プレゼンなどの勝負事の前に、緊張やストレスを感じると、交感神経が優位になり、**戦闘ホルモン・アドレナリン**が出ます。やる気をうまくコントロールして、成功に導くためには、勝負リップ、勝負ガムなど手軽なルーティンを持つこと（15ページ参照）。**快楽ホルモン・ドーパミン**が分泌されます。

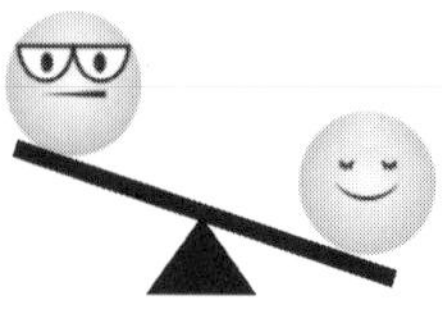

15:00

●おやつ　ストレスは甘いもので帳消しに

緊張してストレスを感じると**コルチゾール**が出ますが、好きなお菓子を食べれば**セロトニン**が出ます。ガムを噛むだけでもセロトニンは出ます。コルチゾールを減らすはたらきがあるＧＡＢＡ（１６８ページ参照）が入ったチョコレートもおすすめ。**肥満ホルモン・ビーマルワン**が一番おとなしい三時はおやつに最適の時間です。

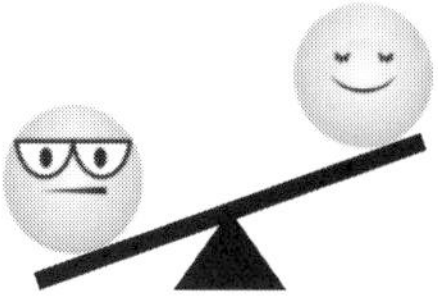

18:00

●飲み会　出かける前のヨーグルトで糖の吸収をおだやかに

飲み会はダイエットの敵ですがなかなか断れないもの。簡単にできる対策が、飲み会の前にヨーグルトを食べることです。**食欲抑制ホルモン・インクレチン**が分泌され、それにより、**インスリン**も分泌されるので、糖の吸収がおだやかになり、脂質の吸収も抑えてくれます。小さめのカップひとつでＯＫです。

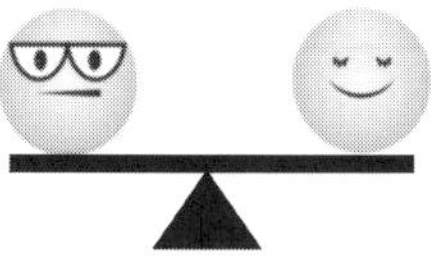

夜　はたらくホルモン

21:00

●夜のティータイム　カフェインレスに

夕方以降は活動系ホルモンを増やすカフェインは控え、ハーブティーなどを飲みましょう。緑茶なら、水出しにすればカフェインが抽出されず、**セロトニン**を増やすテアニンが抽出されます（164ページ参照）。

●寝る前の準備　スマホやテレビを手放す

9時以降はできるだけ間接照明に。暗くなることで、**睡眠ホルモン・メラトニン**が分泌されます。お風呂や歯磨きはできるだけ就寝の1時間前に済ませましょう。「早く寝る」というのはなかなかできないことですが、「スマホやテレビを手放すこと」に集中すると、就寝時間を早められると思います。

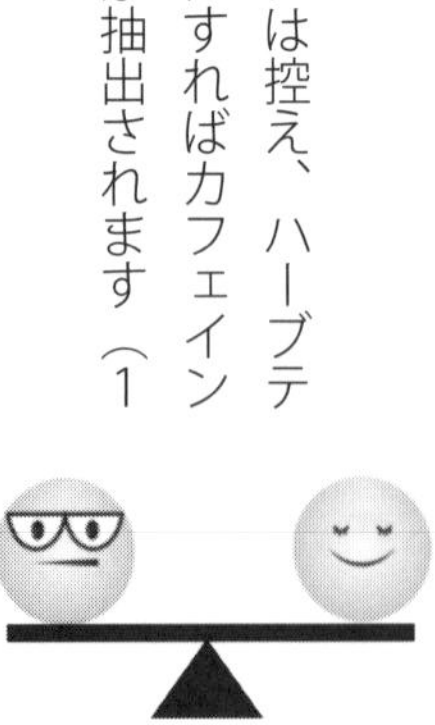

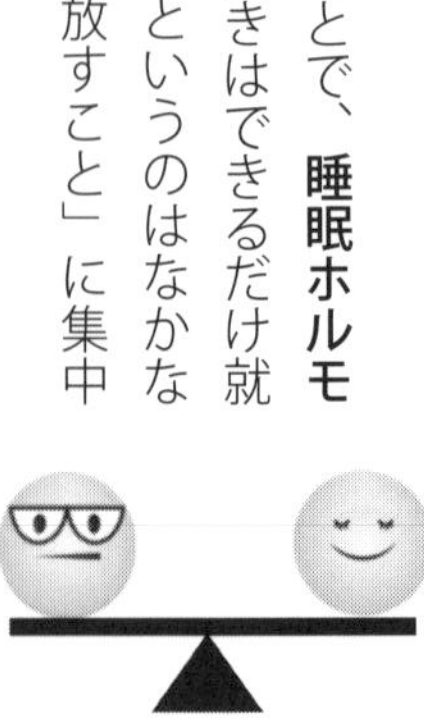

24:00

●リラックスタイム　ストレッチで筋肉をほぐす

ゆっくり湯舟につかって下半身が温めることで、**幸せホルモン・セロトニン**が出ます。リラックスすることで副交感神経が優位になり、寝る準備が整います。一日の終わりにストレッチで筋肉をほぐしたり、好きな音楽を聴いたり、アロマテラピーなども効果があります。

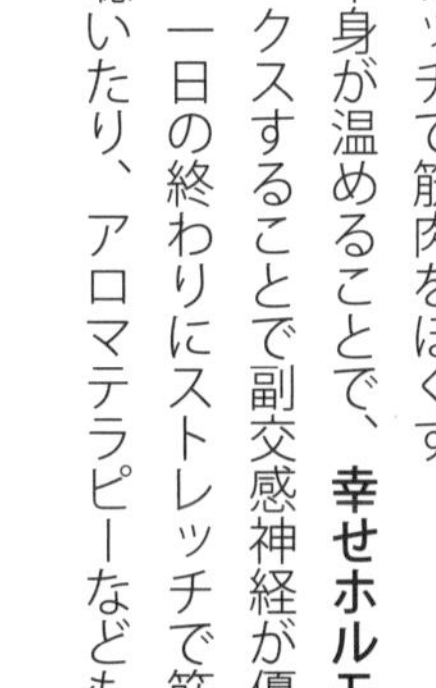

●就寝　睡眠不足は美容とダイエットの敵

どんなに忙しいときでも、睡眠はできるだけとるようにしましょう。大体一日7時間は寝ないと今の体型は維持できないと思ってください。睡眠をとらないで起きているほうが、基礎代謝が上がってやせるのでは？　と誤解されている方が多いのですが、睡眠をとらない日が続くと**空腹ホルモン・グレリン**（僕は〝ドカ食いホルモン〟と呼んでいます）が分泌されやすくなります。

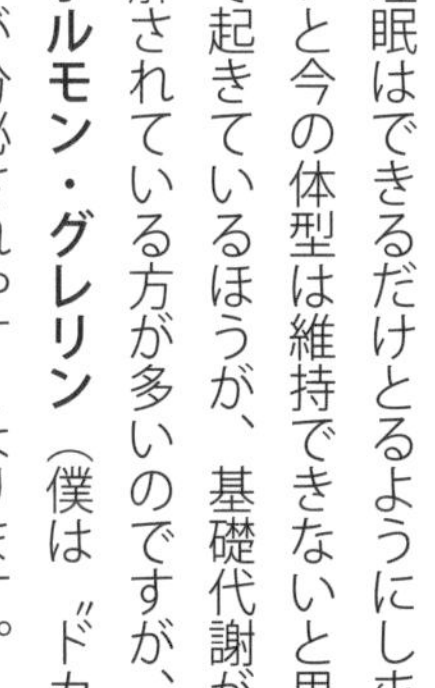

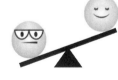

だからホルモンは面白い

人間は太るようにできている⁉

ホルモンのはたらきは、ひと言でいうと、「**体が受けた刺激に対する防御反応**《ぼうぎょはんのう》」です。研究が進み、ホルモンについて新しいことがどんどん分かってきていますが、ホルモン自体は、原始時代から変わっていません。ホルモンのはたらきを考えると人間の本性のようなものが見えてきて、面白いなと思います。

たとえば、誰かから怒られたとします。原始人なら、取っ組み合いのけんかになるかもしれません。怒られるということは、攻撃を受けるということですから、受けたからには防御反応としては、本来戦わなければならないのです。でも、我々現代人は理性がありますから、そこはがまんします。相手が上司なら、会社をクビになるかもしれませんし、理性でがまんすると、それがストレスになります。

22時以降の食事やおやつは太る、ということは、現代人の多くの方が知っています。知っていても、ついうっかりやってしまったことがある方は多いと思います。やったことのある方は、22時以降の食事やおやつがおいしいということもご存じだと思います。同じものでも、太りやすい時間に食べるとおいしく感じるという事実は、本来人間は太るようにできているということです。原始時代、命の最たる危機は飢餓《きが》でした。飢餓で死なないように、太れる仕組みになっているのです。

ストレスを感じたとき、睡眠不足になったとき、必要以上に食べてしまうのも、防御反応のひとつです。これは意志の強さや知識でどうにかできるものではありません。僕自身、いまだに、徹夜で原稿を書いたりすると、朝方**グレリン**にやられて、コンビニに走ってメロンパンを3つ食べてしまったりします。

でも、7~8時間しっかり睡眠をとって、**レプチン**や**アディポネクチン**を増やせば、特別な運動をしなくても、やせて締まった体になれるのです。実際僕は撮影のために、二週間でシックスパックのお腹になりました。そのときは、8時間寝て、毎日〝やせる出汁〟(170ページ参照)を飲みました。

ホルモンコントロールのすすめ

はっきり言って、人間はホルモンにコントロールされています。ほとんどの人は気付いていませんが、**性格も行動も体型も、すべてホルモンが影響しています**。診察していると、患者さんに今どんなホルモンが出ているか、大体分かります。出ているホルモンは、人によっても違いますし、状況によっても変わります。一定のホルモンばかり出ている人もいると思います。

十年後には、ホルモンコントロールが未病対策になっていくと確信していますが、もしかしたら、人間関係を円滑に進める鍵にもなっていくのではないかと思っています。ホルモンを理解すれば、相手の立場も理解しやすくなりますし、相手の非もホルモンのせいなんだ、と思えば気が楽になります。「**ホルモン憎んで人を憎まず**」です。

次の章からは、暮らしの中のちょっとした工夫で人生を上向きにできる、20のホルモンを詳しく紹介していきます。

第二部

ホルモンはこんなにはたらいている

満腹ホルモン・レプチン

File 01

どうしても食欲が抑えられない……こんな私ってダメ人間なの？

ダイエットで一番難しいのが、食べる量をコントロールすること。食べないダイエットで無理に食欲を抑え込もうとすると、結局はその反動で過食に。Aさんも、そんな失敗経験を積み重ねてきたひとりです。

ふだんの生活では、仕事が忙しく、デスクで仕事をしながらランチを食べることも度々。コンビニでは、つい余計なものを買ってしまうし、金曜の夜は映画を見ながらお菓子をむしゃむしゃ、ポテトチップスひと袋があっという間に空に……。

先日の女子会でも、飲んで食べてと、食欲が止まりませんでした。友人たちの様子を見ていると、楽しそうにおしゃべりをしながら、運ばれてきた料理を少しずつつまむだけ。

「みんなは、お腹が空いていないの？　なぜ私だけ、ドカ食いしちゃうの？」

帰宅後は落ち込むばかりでした。

気をとり直して「よし！　今度こそ」とダイエットを始めるのですが、空腹感に耐えるのが苦しくて仕方がありません。

Aさんには、〝やせ〟への道が果てしなく遠いように思えます。食べ過ぎずに満腹感を得られる人、得られない人の差はどこにあるのでしょうか。

たくさん食べなくてもお腹いっぱいになる方法があるんです！

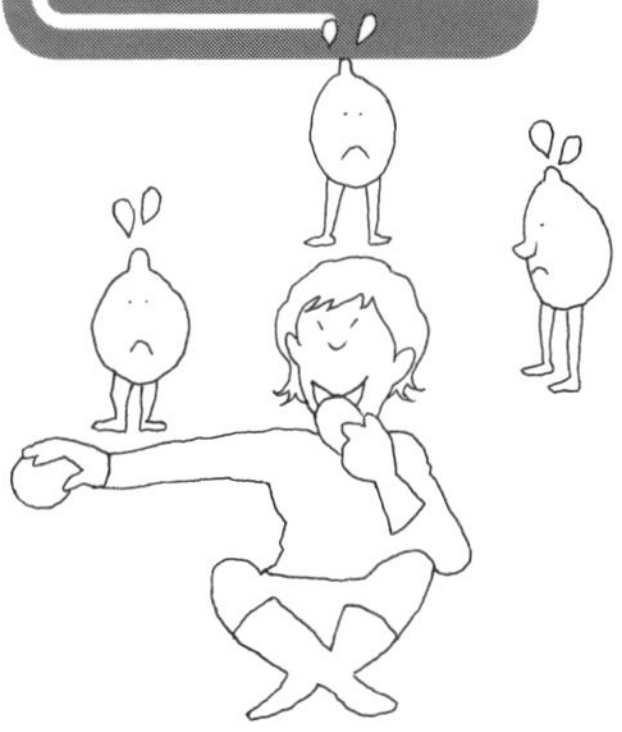

満腹ホルモンをはたらかせれば、自然にダイエットできます

太ると分かっていても、つい食べ物に手が伸びてしまう。「意志が弱い私に、ダイエットなんて無理……」と、落ち込む人は多いのですが、食欲をコントロールしているのは、あなたではなくホルモンです。**満腹ホルモン・レプチン**をうまくはたらかせることで、自然にダイエットすることは可能です。

レプチンは、食後の血糖値の上昇に反応して分泌されるホルモンです。脳の満腹中枢を刺激して「もう食べなくていい」という状態にします。これが満腹感。そして、エネルギー消費を高めるようにはたらききかける鍵なのです。

ただし、満腹感は食べ始めてから20分後くらいに訪れるので、早食いでは満腹感を得られず、食べ過ぎは解消されません。だから、ゆっくり食べる人は「物足りなさ」に悩まされず太りにくいのです。

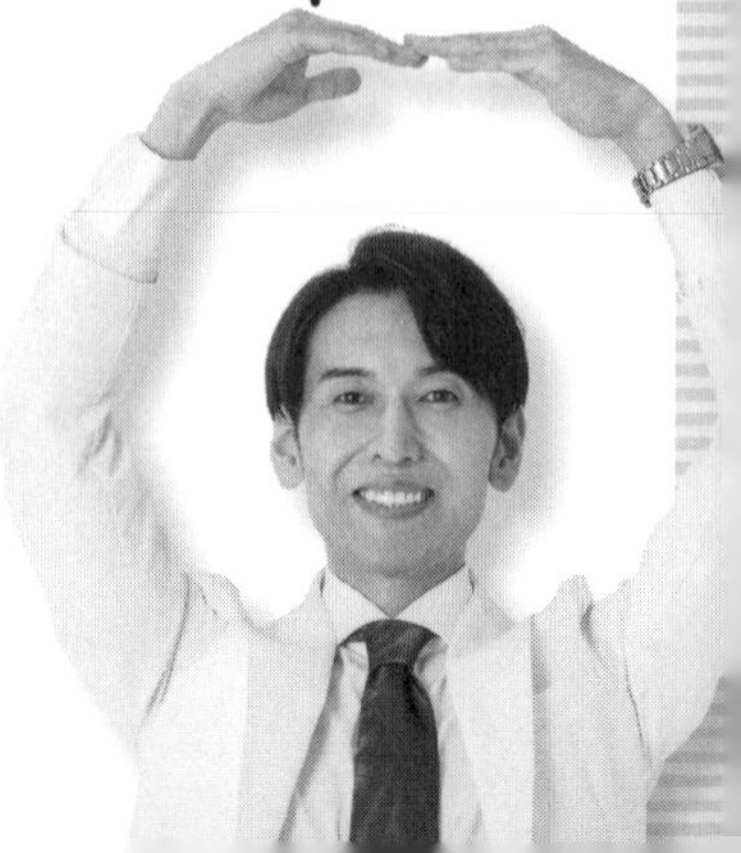

ホルモンコントロール術

食事の20分前のレモン水で食べ過ぎ防止＆代謝アップ！

とはいえ、毎食ゆっくり食事するのはなかなか難しいもの……。そこで試してほしいのが、食事前にレモン水を飲む習慣です。レモンの香りや刺激が、交感神経を高めて満腹中枢にはたらきかけ、**空腹ホルモン・グレリン**（44ページ参照）を抑え込む一方、満腹ホルモン・レプチンの分泌を促します。満腹になるまではタイムラグがあるので、食事の20分くらい前に飲んでおくのがポイント。

他に、「食事の前に少量の糖分を摂っておく」「よく噛んで食べる」「家族や友達と会話をしながら食べる」なども満腹モードに切り替えるのに有効です。

また、たんぱく質の多い食事は、食欲を増すホルモンのグレリンの分泌量を下げることが分かっています。よって〝ミートファースト（58ページ参照）〟〝プロテインファースト〟もオススメ！

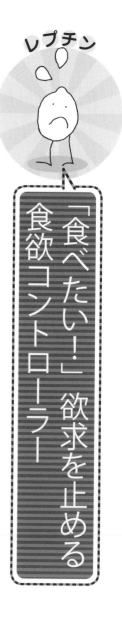

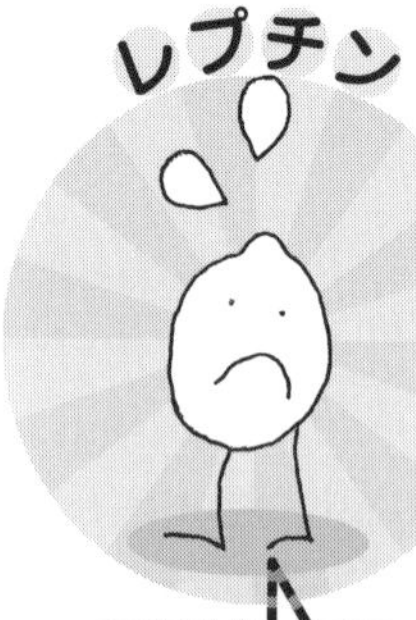

「食べたい！」欲求を止める食欲コントローラー

脳内で食欲コントローラーとしてはたらくのが、満腹ホルモンとも呼ばれる**レプチン**。食事のあと20分ぐらいすると脂肪細胞から分泌され、血流に乗って脳の視床下部へと運ばれます。

レプチンがきちんと分泌されると、脳は満腹感を感じ「もう食べるのはおしまい！」と指令を出します。さらに、やせモードのスイッチもオン。レプチンには、エネルギー消費量を増やして脂肪の蓄積を防ぐはたらきもあり、それによって、レプチンの血中濃度を高く保てれば、暴飲暴食に陥らず、太りにくい体でいられるのです。

ところが、レプチンのはたらきがマヒしてしまうことがあります。肥満が進むと、効きが悪くなる「レプチン抵抗性」という状態に陥り、レプチンがたくさん分泌されても満腹感を得られず、際限なく食べ続けてしまうことに。そう、レプチン抵抗性こそダイエットの大敵。レプチン抵抗性を解消するには、高脂肪食や過剰な糖分摂取を控え、内臓脂肪を減らすことが大切です。

ホルモン DATA 01

レプチン

通称 満腹ホルモン
分類 ペプチドホルモン
分泌する場所 脂肪細胞
はたらく場所 脳の視床下部
分泌するタイミング お腹がいっぱいになったとき

主な役割
- ●食欲を抑えて太りにくくする
- ●エネルギー消費量を増やして脂肪がたまるのを防ぐ
- ●交感神経を活性化し血圧を上昇させる

弱点
- ○睡眠不足やストレスで分泌量が減る
- ○肥満が進むと分泌量が減り、はたらきも悪くなる

File 02

空腹ホルモン・グレリン

一日中動き回って疲れきっているのにやせません！

Hさんは2児の母。共働きの夫と4人家族です。平日の朝は、5時起床で子どもたちのお弁当づくりから始まり、バタバタと出勤。帰宅後は、子どもの塾のお迎え、食事の支度に片付けと大忙し。

そんな生活ですから、あっという間に夜は更けて、毎日寝るのは夜中の1時ごろになってしまいます。休日も、子どもの行事や家事に追われ休む暇がありません。Hさんの平均睡眠時間は4〜5時間と短め。ですが、健康にはこれまでも気遣ってきたし、食べ過ぎないよう気を付けています。

それでも、ここ数年で2〜3kg増えた体重がなかなかもとに戻らないことが気になっています。そして、いつも体が重だるく、疲れきっています。

「毎日、忙しく動き回っているし、寝ていないのだから、たくさんエネルギーを使っているわよね。なぜ太ってしまうのかしら?」と、不思議で仕方がありません。

実は、Hさんのように睡眠が充分にとれていない人は、やせにくく太りやすいことが分かっています。それは、休養が足りないと、食欲や代謝、疲労回復に関わるホルモンのはたらきが滞ってしまうから。

忙しくしているのに体重が増えてしまうそんなこともあるんです

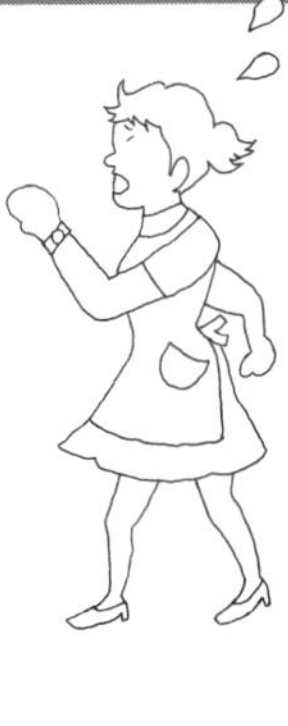

睡眠不足はドカ食いを助長します　30分早く寝ることを意識しましょう

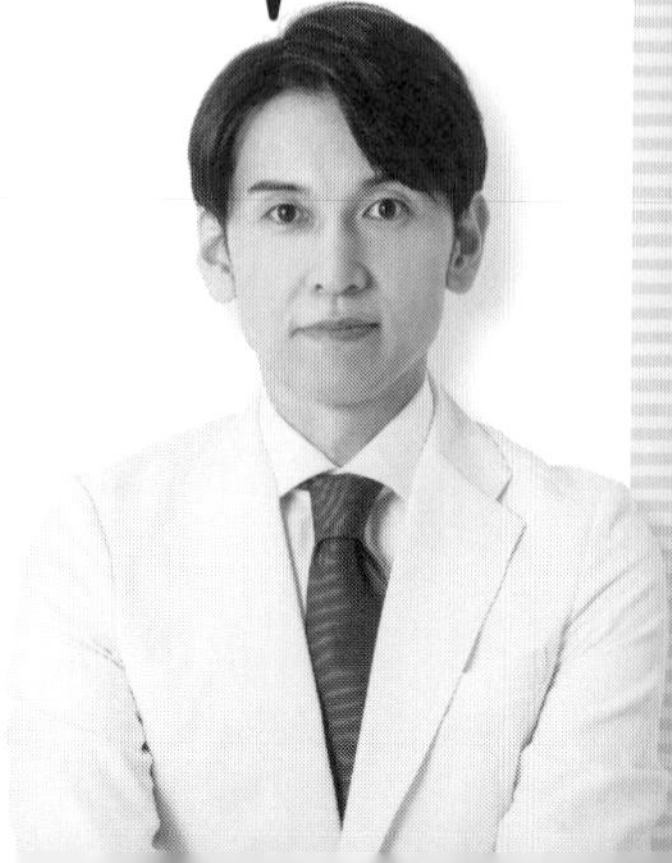

食事もバランスよくとって運動もしているつもりなのに、やせられない。その理由のひとつに睡眠不足があります。なぜ太りやすくなるかというと、睡眠時間や食べる時間が、私たちの食欲に大きく関わっているからなのです。

睡眠時間が短いと**満腹ホルモン・レプチン**（38ページ参照）が低下し、**空腹ホルモン・グレリン**が増加してしまうためドカ食いをしやすくなります。さらに、グレリンが分泌されることで、甘いものや高カロリー食を求めやすい傾向になるともいわれています。睡眠時間が4時間以下の人は、7〜9時間の人よりも73％も肥満になりやすいという研究データも報告されているほどです。

また、肥満に関係の深いホルモンに成長ホルモンがありますが、成長ホルモンは、健全な新陳代謝を促し、細胞の修復や骨の形成、脂肪を分解するなど、重要なはたらきをします。成長ホルモンは、寝入ってから2～3時間で最も分泌が増えるといわれており、質のよい睡眠をとることはとても重要。成長ホルモンの分泌を高めることで、やせやすい体質に変えることができます。

ところでこのグレリン、実は成長ホルモンの分泌を促し、細胞でエネルギーを生み出すミトコンドリアを元気にするホルモンでもあります。グレリンを上手にコントロールできれば、やせグセが付くだけでなく、若返り&疲労回復にも効果あり！

ホルモンコントロール術

睡眠時間&空腹時間を確保すればやせやすい体に

よってHさんにおすすめなのは、睡眠時間をできればあと2時間、難しかったら30分だけでも増やすこと。短いなりにも深くぐっすり眠ることが大切です。またグレリンは、食物のない状態が2～3時間続くと分泌量が増えます。ダラダラ食いを避けて、空腹を感じてから食事をとるようにすることでグレリンをレベルアップできますよ。

グレリン

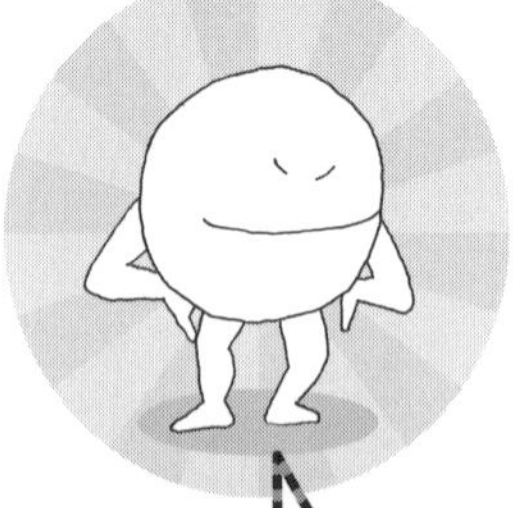

ドカ食いさせる怖いホルモン!?だけじゃないんです

食欲を司る代表的なホルモンといえば、**レプチン**（38ページ参照）と**グレリン**。そのうちグレリンは、体の中のエネルギーが足りなくなると胃から分泌され、食欲を増やすホルモンです。グレリンが脳の空腹中枢を刺激することで、私たちは「お腹が空いた！」と感じます。つまり、空腹状態をつくることで分泌量があがります。

グレリンとレプチンは、一方のはたらきが強まれば一方が下がるというシーソーのような関係にあるため、適正な体重を維持するには、どちらかに偏らないようにバランスが保たれていることが大切です。

さらに、グレリンには、細胞内でエネルギーを生み出すミトコンドリアを元気にしたり、成長ホルモンの分泌を促したりといった大切なはたらきも。成長ホルモンは、疲労回復や免疫システム、肌の修復など心身のメンテナンスに欠かせないホルモンであり、アンチエイジングや生活習慣病予防にも役立ちます。グレリンは食欲増進ホルモンでありながら、若返りにも関わるホルモンでもあるのです。

ホルモンDATA 02

グレリン

通称 空腹ホルモン
分類 ペプチドホルモン
分泌する場所 胃
はたらく場所 脳の下垂体
分泌するタイミング 空腹時

主な役割

●食欲を増進させる
●細胞内のミトコンドリアを強くして老化を防ぐ
●成長ホルモンの分泌を促す

弱点

○満腹ホルモン・レプチンが分泌されるとはたらきが弱まる

やせホルモン・アディポネクチン

File 03

忙しくて運動どころじゃない このままでは一生やせられないのでは？

営業ウーマンとして忙しい毎日を送るKさん。接待で夜遅くなることも多く、通勤は満員電車で片道一時間以上。ジムに通う時間もなく、そもそも平日は毎日ヘトヘトで運動どころではありません。土日はゴロゴロと寝て過ごしています。

そんなKさんのストレス発散法は、お酒を飲むことと食べること。おかげで入社時と比べると体重は5kg増、健康診断でも「太り過ぎ」と指摘されています。昔の体型に戻れたら……とも思うのですが、今では「仕事を変えない以上、ダイエットなんて無理！」とあきらめの境地です。

ところがある日、同僚のNさんがマイナス10kgのダイエットに成功。同じ営業職で多忙なのに生き生きとはたらき、身のこなしも軽やかです。Kさんは、思い切って聞いてみました。

「何か秘訣でもあるの？」

するとNさんは、

「忙しくても太りにくい体づくりができると聞いて、とり入れたものがあるの。減量外来のイケメン医師に教えてもらった脂肪燃焼効果が高まる飲み物なのよ」

と言います。それは、Kさんもすぐに実践できる手軽なものでした。

ダイエットというと、がまんのイメージが強いもの。「炭水化物を減らさないと」「運動をがんばらないと」としなければならないことばかりが浮かびます。一方、Nさんの方法は、〝やせホルモン〟を有効活用した、とても簡単なダイエットでした。


「がんばらなくても成功するダイエットって本当にあるんですよ！」

一日3杯飲むだけ！運動なしでやせられます

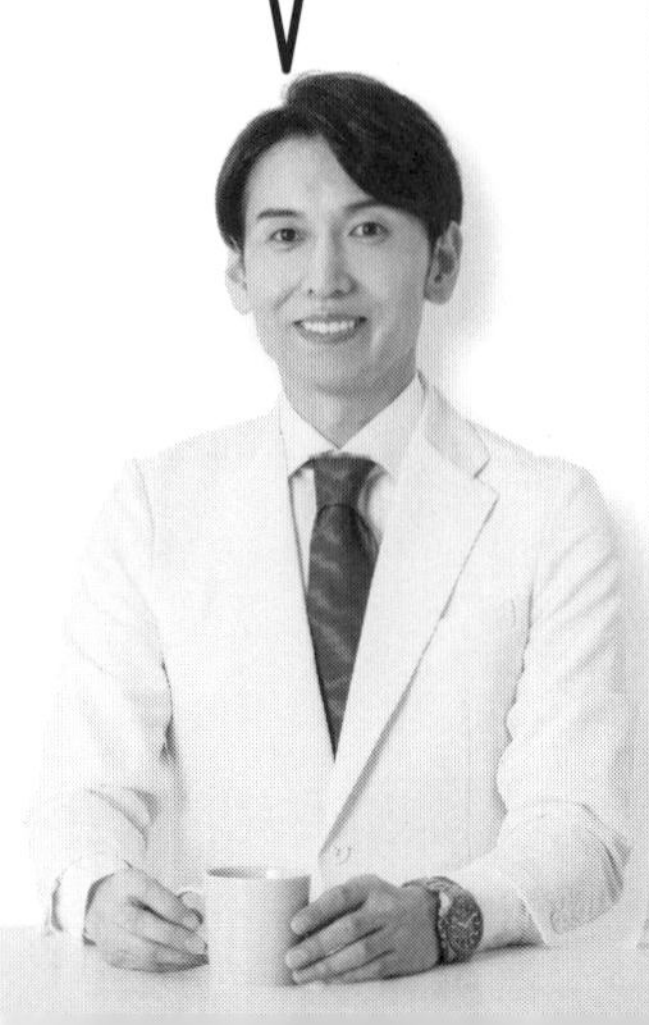

仕事が忙しく、ストレス解消を食べることに求めてしまう。かつての僕もそうでした。もちろん、バランスよく食べて適度な運動をすることが理想ですが、実際にはそれができないことで、多くの人がダイエットに失敗しています。

一方で、「太り過ぎ」を放置していると、生活習慣病やがんなどの病気のリスクが高まります。やはり体重をコントロールすることは大事なことです。

そこで僕が編み出した方法が、〝やせホルモン〟を増やすダイエット。たくさんの患者さんにすすめてきた方法が、〝緑茶おからコーヒー〟です。3つの食材は、運動ができないときでも「やせる」効果が期待できる、最強の組み合わせだと思います。

緑茶カテキンとコーヒーポリフェノールのクロロゲン酸には、脂肪燃焼効果が期待できます。茶カテキンが含有されているお茶なら、紅茶でもウーロン茶でもほうじ茶

ホルモンコントロール術

食前の"緑茶おからコーヒー"でやせホルモンを増やす

でも好きなものを選んでいただいて構いません。

緑茶とコーヒーを1対1で割り、そこにおからを粉末状にした「おからパウダー(ティースプーン1杯程度)」を混ぜて飲むだけ。おからパウダーは、食物繊維が豊富で腹持ちがいいうえに、筋肉の材料になる良質なたんぱく質も豊富。そして、大豆たんぱくに含まれる「βコングリシニン」は、糖や脂肪を消化しやすくする**アディポネクチン**を増やす作用があるのです。一日3回、食事前に飲みましょう。他にも、おからパウダーは、ヨーグルトに加えて摂る方法もおすすめしています。

内臓脂肪が増えるとアディポネクチンの分泌が減ってしまいますが、皮下脂肪よりも内臓脂肪のほうが落としやすいといわれているので、緑茶おからコーヒーで減量に励みましょう。毎日、体組成計に乗るとモチベーションが継続しやすいと思います。

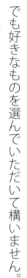

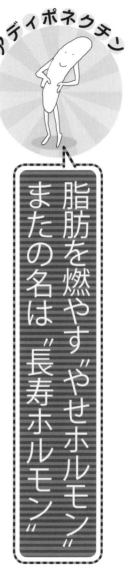

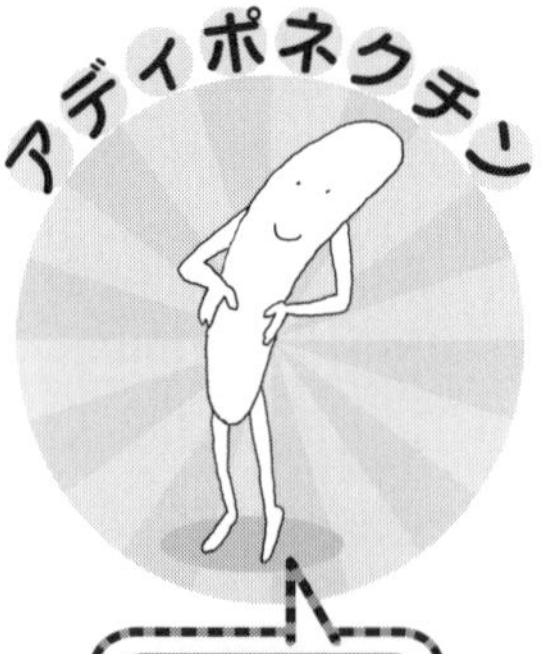

脂肪を燃やす〝やせホルモン〟またの名は〝長寿ホルモン〟

通称〝やせホルモン〟、または〝長寿ホルモン〟と呼ばれるホルモン。その正体は**アディポネクチン**です。

アディポネクチンが注目される理由のひとつは、特に運動をしなくても筋肉内の酵素を活性化し、糖や脂肪をエネルギーとして活用してくれる点。つまり、脂肪燃焼効果があり、太りにくい体づくりに役立つというわけです。もちろん、運動をすればダイエット効果がさらに高まります。加えて、血糖値を下げる、血管を修復・拡張するなどの作用が期待でき、高血圧や糖尿病、脂質異常症、動脈硬化といった生活習慣病全般を予防・改善する効果も。さらに、一部のがんについて予防効果が期待されています。まさに健康長寿の鍵でもあるのです。

アディポネクチンは、主に内臓脂肪によって分泌されるため、内臓脂肪の量が極めて低い人は分泌できません。また、太り過ぎている人も分泌が減ってしまいます。正常に分泌されるためには、太り過ぎず、適度な内臓脂肪を保つ必要があります。

ホルモンDATA 03

アディポネクチン

通称 やせホルモン

分類 ペプチドホルモン

分泌する場所 脂肪細胞

はたらく場所 骨格筋や肝臓、脂肪細胞にあるアディポネクチン受容体

分泌するタイミング ノビレチン（柑橘類「シークワーサー」に含まれる成分）、βコングリシニン（大豆たんぱくの一種）、少量のアルコール、マグネシウム、食物繊維、緑黄色野菜などを摂ったとき

主な役割

- ●脂肪燃焼を促して太りにくい体に
- ●糖や脂肪の消費を助け動脈硬化や糖尿病を防ぐ
- ●善玉コレステロール（HDL）を増やす
- ●血管修復作用や拡張作用

弱点

○肥満の人では分泌量が低下する
○内臓脂肪が少な過ぎても分泌量が減る

食欲抑制ホルモン・インクレチン

File 04

ベジ重視の食生活ではやせない？　不調続きで悩んでいます

Mさんは、いわゆる意識高い系女子。人一倍、美容と健康に気を使うタイプで、週2のヨガと週1のジム通いを欠かさず続けています。

少し前に、ビビッときてハマったのが、最初に野菜を食べて糖質の吸収を抑えるという「ベジファースト」ダイエット。朝食は、野菜たっぷりのスムージーを飲んで出勤。会社では、ほぼ一日デスクワークで動かないため、昼食は脂質を控えてサラダランチ。本当はパスタなど麺類も大好きなのですが、血糖値の急上昇を招くと知ってからは、麺類を食べるときにも、とにかく先にサラダを食べる「ベジファースト」を守っています。

体型キープのため、夕飯は19時を過ぎたら食べないと決めていて、どうしても食べたいときはサラダやナッツ、ヨーグルトを少々という徹底ぶり。

でも、こんな努力を続けてもなかなか体重がキープしにくくなってきたのです。

「ときどき食欲が暴走して、甘いものをガツガツと食べてしまうのがいけないのかしら。肌や髪もツヤがなくパサついているし、近ごろ、風邪も引きやすいわ。忙しいせいかしら、それとも年齢のせいなのかしら？」

と、わけが分からず悶々とする毎日を過ごしています。

Mさんのように、ベジファーストを続けている人は増えていますが、なんとなく不調が続いているのはなぜなのでしょう。

野菜から食べているのにやせないのには、ワケがあるんです

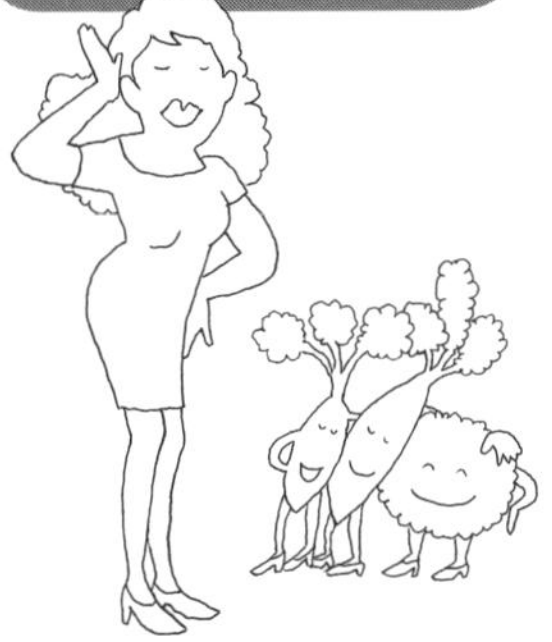

肉から食べる〝ミートファースト〟を試してみませんか？

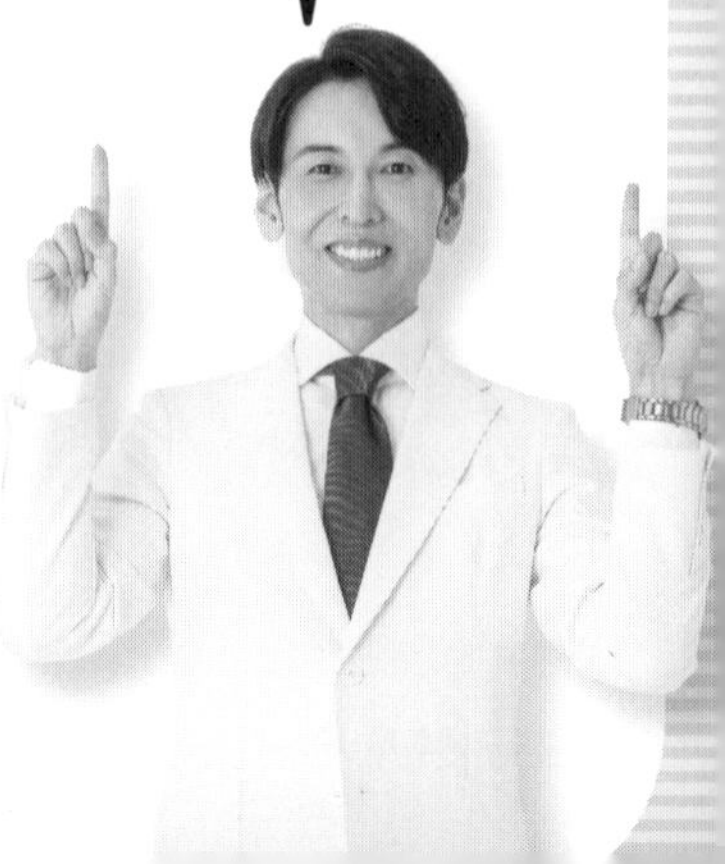

Mさんのように、血糖値の急上昇を防ぐため、野菜から食べるという食べ方は間違いではありません。ですが、Mさんが実践しているダイエットの落とし穴は、野菜ばかりで、筋肉の材料となるたんぱく質が充分に摂れていないこと。これではせっかく運動をとり入れても、筋肉は付かないしやせやすい体質になるのは難しいでしょう。

栄養バランスが崩れていては、髪や肌への栄養も足りなくなり美容にも逆効果。キレイを維持しながらダイエット効果を狙うには、肉から食べる〝ミートファースト〟をおすすめします。たんぱく質や脂質から摂ることで、**インクレチン**という消化管ホルモンが分泌されやすくなるのです。

すると、インクレチンのはたらきで、すい臓から**インスリン**（122ページ参照）が必要に応じて分泌され食後血糖値の上昇が抑えられるうえ、食欲抑制効果や満腹感も得られます。

インクレチンは、野菜や炭水化物によっても分泌されますが、肉の脂質のほうが反応が速く、腸の消化スピードも速まるミートファーストのほうが有利なのです。

ちなみに、肉のたんぱく質は腸内細菌と結びついて短鎖脂肪酸となり、そこでもインクレチンが分泌されるという仕組みになっています。つまり、ダブルでホルモンの効果を得られるのです。

「やせたいから肉を食べない」という考え方は、筋肉量を減らしてしまう可能性が高く非常に危険です。ベジファーストを重視するあまり、低栄養&たんぱく質不足にならないよう、肉も上手にとり入れましょう。たんぱく質が不足すると、髪や肌が劣化し、免疫力まで低下してしまいます。

ホルモンコントロール術

肉→野菜→ご飯の順に食べてやせホルモンを増やす

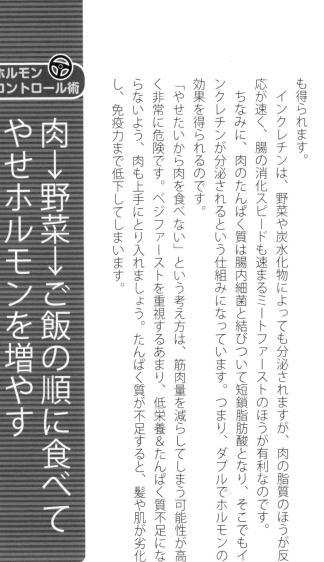

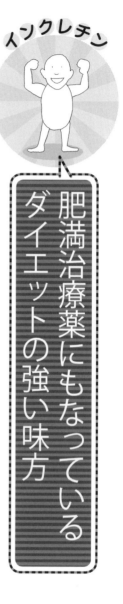

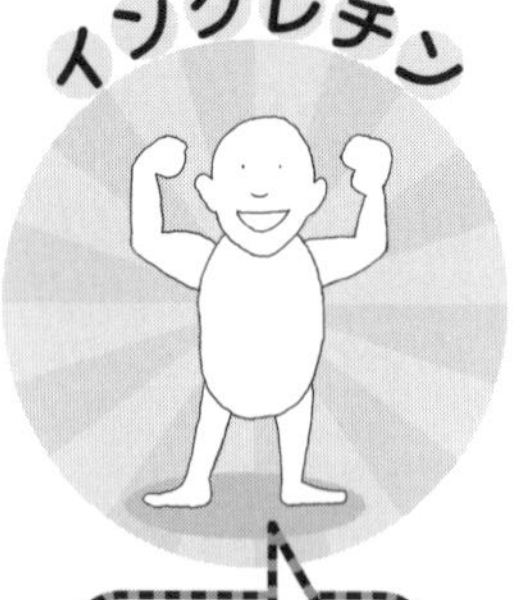

肥満治療薬にもなっている ダイエットの強い味方

インクレチンは、食事をとることによって小腸などから分泌される消化管ホルモン。**インスリン**（122ページ参照）と協調し、食後高くなった血糖値を下げるはたらきがあることから、肥満治療薬などにも使われています。

インクレチンには、GLP－1とGIPという2つのホルモンがあり、このうちGLP－1にはインスリンの分泌促進に加えて、食欲を抑えるはたらきがあります。

GLP－1は、小腸に食べ物がたどりつくと分泌され、脳、すい臓、胃に合図を送ります。すると、脳は全身に満腹の指令を出して、胃の動きはゆっくり休息モードに。すい臓はインスリンを出して血中の糖を回収し始めます。GLP－1がしっかり分泌されると、食べ過ぎることなく、太りにくいカラダでいられるというわけです。

またインクレチンには、食物中の栄養素に反応して分泌されるという特性も。食事の順では、肉や魚を先に摂取したほうが、ご飯や野菜から摂取する場合よりも分泌量が増え、食後血糖値の上昇が抑えられることが分かっています。

ホルモンDATA 04

インクレチン

通称 食欲抑制ホルモン
分類 ペプチドホルモン
分泌する場所 腸
はたらく場所 脳、胃、すい臓
分泌するタイミング 腸に食べ物が入ってきたとき

主な役割

- ●食欲を抑える
- ●インスリンの分泌を促して血糖を下げようとする
- ●胃の動きを遅くするので少量でも満腹感を得やすくなる
- ●グルカゴン（血糖値を上昇させるホルモン）の分泌を抑制する

弱点

○薬剤として投与した場合、下痢などの症状が起こる場合が稀にある

肥満ホルモン・ビーマルワン

File 05

仕事柄、生活習慣が乱れがち夕飯の時間がどうしても遅くなります

「夜遅くに食べると、消費されないので太るという話は、よく聞きます。分かっていても、僕の場合は無理なんです。結婚して家を買ったので、通勤に1時間半くらいはかかります。就業時間がそもそも遅いので、家に着くころにはもう夜10時を過ぎているんですよね」

こう愚痴るのは、美容室ではたらくYさん。お酒が好きで、先輩や同僚と飲みに行くこともしょっちゅう。

「営業終了後に店にくり出すと、かなり遅い時間になってしまいます。でも、仕事をがんばったあとのお酒はやっぱり格別だし、少しぐらいなら楽しみも必要かと……」

一方で、美容師という職業柄、お客さまの目も気になる様子。

「見た目も重要なのに、だんだん太っていく自分が嫌になって。朝食はコーヒーのみ。日によって忙しさも変わるので、昼食時間はバラバラです。せめてもと、トータルで食べる量は減らしているのですが、やせませんね。かといってジムに通う時間もないし。寝るのも遅くなりますが、この生活習慣は変えられません」

このような「食事が遅くなる問題」は、Yさんだけに限ったことではなく、はたらく人に共通する大きな悩みのひとつではないでしょうか。

やせたいのに生活を変えられない……そんな方はこの方法を！

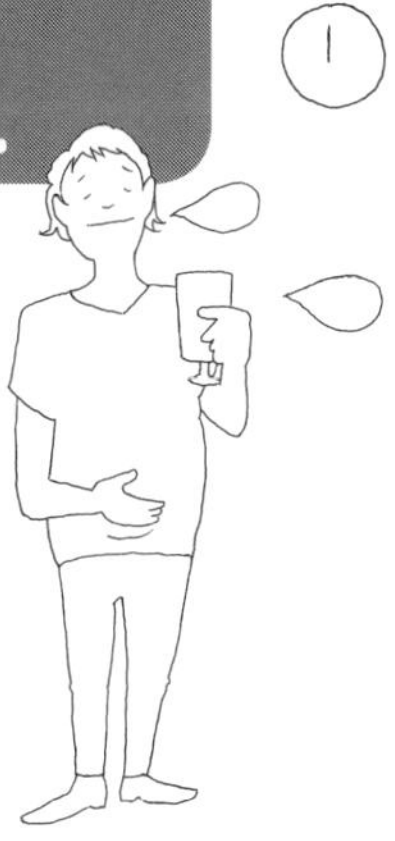

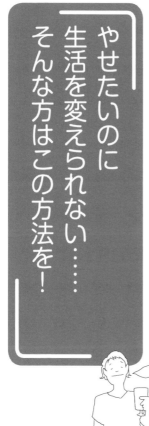

食べてOKタイムを把握しよう
夜10時以降はビーマルワンが増えます

夜10時以降に食事をすると、脂肪をためこみやすくなります。人間には**ビーマルワン（BMAL1）**という体内時計を司る遺伝子が備わっていて、脂肪を増やす機能が。このビーマルワンが活発にはたらくのが、夜10時〜深夜2時なのです。逆に活動が弱まるのは午前10時〜夕方6時。この間に食べれば太りにくいといえます。

この時間帯は平均値なので、大体「起床後7時間で、ビーマルワンが最少になる」と覚えておけばOKです。このビーマルワンの多いときと少ないときでは、分泌量に約20倍もの差があるといいます。なので、できるだけ夜10時以降は食べないことです。

じゃあ、就業時間が不規則な人は、そもそもムリ？　いえいえ、あきらめる必要はありません。食事の時間のコントロールが難しい場合でも、考え方次第です。

まず、朝食はとりましょう。空腹時間が長くなると、その後の食事の際に血糖値の

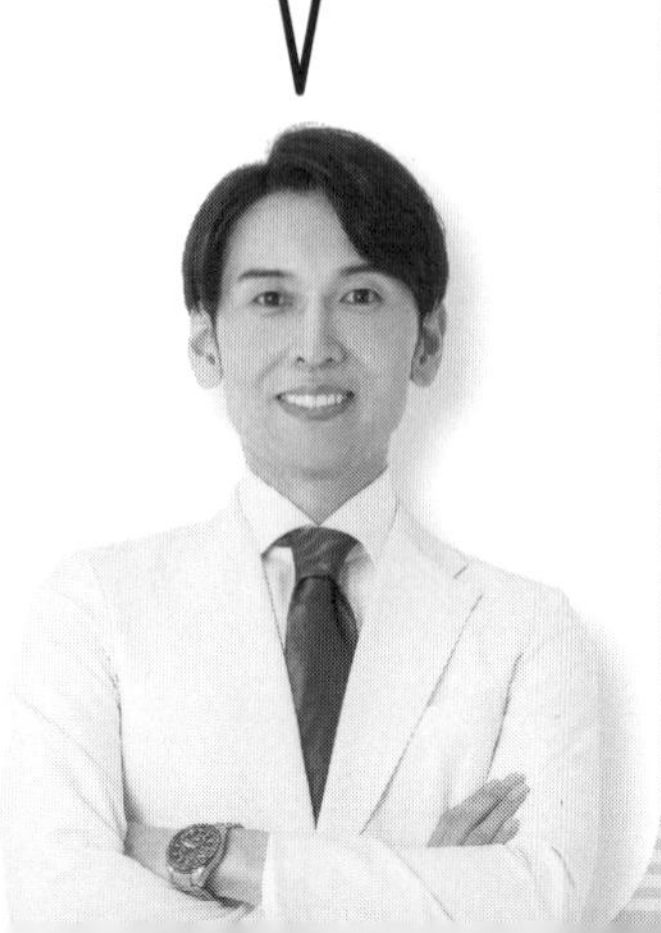

急上昇を招き、太りやすくなります。糖質、たんぱく質、脂質がバランスよく摂れるTKG＝卵かけご飯がおすすめです。夕食が遅くなってしまうなら、夕方6時までに、おにぎりやパンなどの主食だけ先に食べておく。そして、夕食はおかずや野菜だけにするのがいいでしょう。このように、うまく分食をしながらビーマルワンの法則に合った食べ方を心がけましょう。

ちなみに、睡眠が足りていないと、食欲を増すホルモンが増加します。また、睡眠時間が平均7〜9時間の人に比べ、4時間以下の人の肥満率は73％も高いという調査結果も。73％ですよ‼　ですから、明日は飲み会という前日は夜更かしせず、しっかりと睡眠をとりましょう。寝入りばな3〜4時間にぐっすり眠ると、成長ホルモンが分泌され、脂肪代謝がスムーズに行われます。

ホルモンコントロール術

夕方6時までに主食を食べる飲み会の前日は7時間眠る

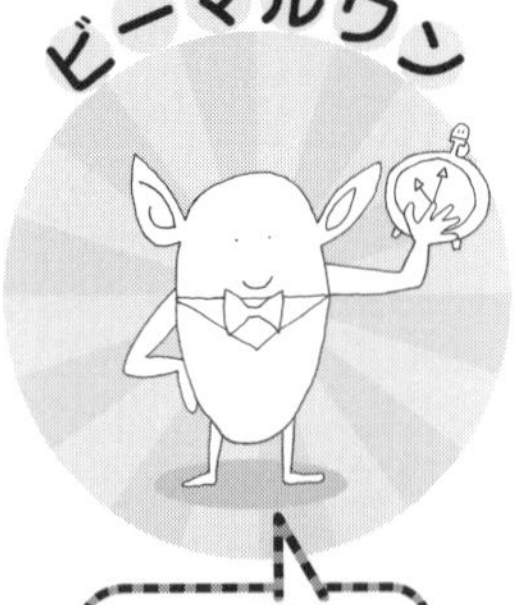

夜になると分泌量が増加 脂肪をため込む司令塔

私たちは、朝目覚めて食事をとり、昼間は活動的に過ごして夜は眠るといった一定のリズムにそって生活しています。また、ホルモン分泌、自律神経、免疫機能など、体には生命活動を調節するさまざまな生理機能が備わっていて、約24時間周期で変動しています。この仕組みを「サーカディアンリズム（概日リズム）」といいます。

そして、サーカディアンリズムを規則正しく刻むために、体内にはいろいろな体内時計が用意されています。そのうち、体脂肪の増加に関わっている体内時計が**ビーマルワン（BMAL1）**と呼ばれるホルモン。このビーマルワンには、脂肪のため込みを増やすはたらきがあります。

ビーマルワンは、時間帯や太陽光によっても分泌量が変化します。目覚めから日中はおとなしく、最も活性化するのは夜10時〜午前2時ごろ。逆に少ないのは午後2時

〜3時ごろで、この時間の食事は脂肪になりにくいのです。つまり、深夜の食事は太りやすく、三時のおやつは比較的太りにくいということになります。

ホルモンDATA 05

ビーマルワン

通称 肥満ホルモン
分類 ペプチドホルモン
分泌する場所 脳、筋肉など
はたらく場所 全身
分泌するタイミング 夜10時から朝方までの間に分泌が増える

主な役割

●脂肪細胞をつくる酵素を増やして脂肪をため込む
●体内時計を調節する

弱点

○朝目覚めて太陽を浴びると分泌量が減る

※BMAL1は Brain and Muscle Arnt-like protein1 の略。厳密にいうと、ビーマルワンは遺伝子でホルモンではありませんが、ホルモン類似物質なので、本書ではホルモンと定義しています。

File 06 咀嚼ホルモン・ヒスタミン

お腹周りが気になるのに真夜中の甘いものがやめられない！

「なんだか近ごろ、体が重いなあ……。スーツのウエスト、ちょっときつくなってきちゃったかな」

住宅メーカーに勤めるNさんは、はたらき盛りの35歳。営業マンとして、昼夜懸命にはたらいているにも関わらず、お腹まわりや下半身に脂肪が付きやすくなったことが目下の悩みです。

現在独身、学生時代から朝ご飯を食べないのが習慣になっています。日中は、お客さまの都合に合わせたり、移動にも時間がかかったりするので、昼休みが充分とれないこともよくあります。車で移動中にジュース、菓子パンで済ませることも多いようです。

夜は残業で帰りが遅く、定食屋でまずビールとつまみ、締めに定食セットがお決まりのコース。夕飯をサッと済ませて、帰宅後は至福のデザートタイム、そしてお風呂のあとにアイス。そんな生活をずっと続けてきたのでした。

というのも、現役営業マンにストレスはつきもの。悪い習慣と分かっていながらも、「真夜中の楽しみ抜きには、疲れがとれない」と、なかなか真夜中の間食をやめることができませんでした。

しかし、今年になって健康診断でメタボ予備軍と指摘されて、大ショック。学生時代は、これでもラガーマンだったのに……。体重もついに自己ワーストを更新。甘いものに目がないNさんを救う、ホルモン活用術なんてあるんでしょうか?

夜中に食べないと疲れがとれない方は甘いもののかわりにこの方法を!

噛んでください！
噛めばらく～にダイエットできます

夜中にスイーツを食べたくなる気持ち、分かります。甘いものは、ストレスをてっとり早く解消するのに、最も効果的な食べ物です。科学的にも証明されています。

まず、甘いものを舌で感じると、脳に伝わり**セロトニン**（１０４ページ参照）や**βエンドルフィン**（１１０ページ）というホルモンが分泌されます。それらは、気持ちを落ち着かせたり、幸せな気分にするはたらきがあります。セロトニンは、トリプトファンというアミノ酸からつくられますが、セロトニンを脳に運ぶには糖が必要。したがって、「食後のスイーツ」は、満足感を得られるよくできた食べ方なのです。

もうひとつのメカニズムとしては、糖質を摂ると血糖値が上がり、血糖値を下げるために**インスリン**（１２２ページ）が分泌されます。この過程で多くのアミノ酸が使われ減少することで、トリプトファンの比率が高まるのです。その結果、セロトニン

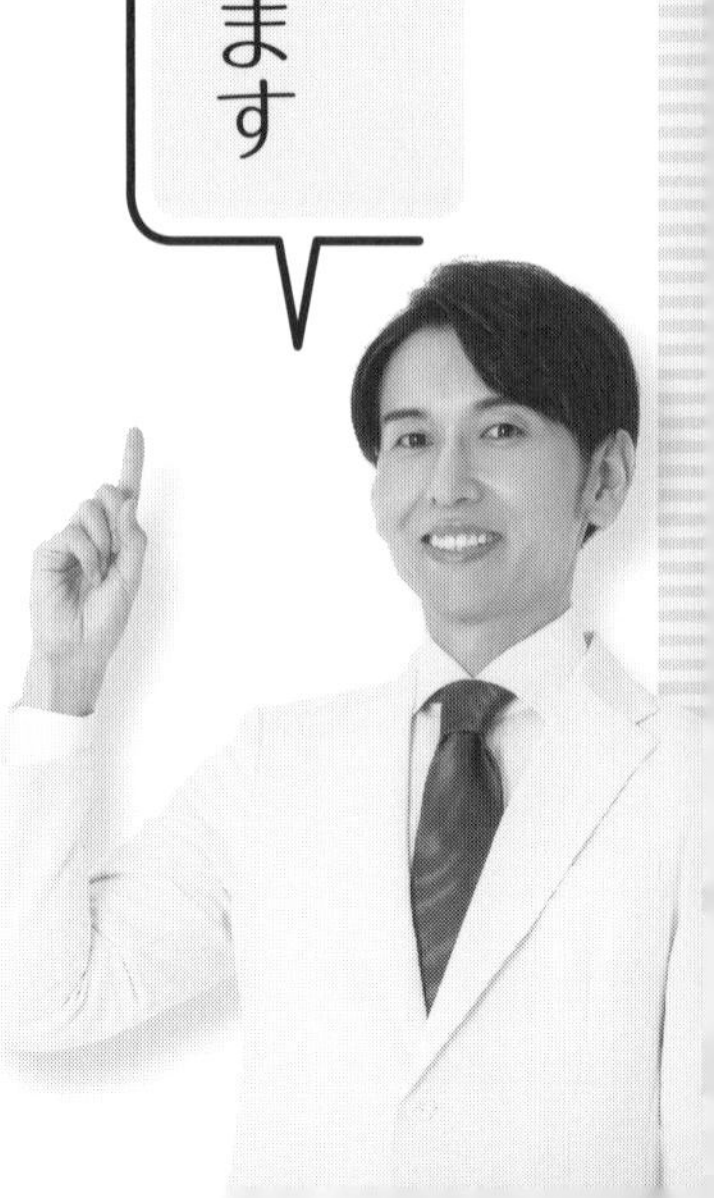

の分泌量もアップ→幸せな気持ちになれるというわけです。ただし、一時的に高まっただけなので、脳は再び幸福感を感じたくて、甘いものを欲するようになります。

こうした悪循環を断ち切るには、「噛む」ことです。噛むことで、ストレスホルモンの**コルチゾール**（140ページ）が減少し、満腹中枢を刺激する**ヒスタミン**やセロトニンが分泌され、食欲が抑えられます。ヒスタミンは、内臓脂肪の減少にも役立つホルモンです。

ガムを20分以上、一定のリズムで噛み続けるとセロトニンが分泌され、甘いもの欲求が満たされます。または、食前にきゅうりを食べるのもおすすめ。脂肪分解酵素が含まれ、低カロリーで噛み応えもあるきゅうりは、Nさんのような忙しい方、早食いしがちな方にはピッタリなのです。

ホルモンコントロール術

ガムを噛んでストレス解消 残業後の一杯なら、つまみはきゅうり

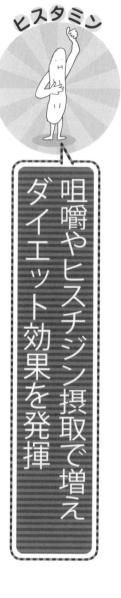

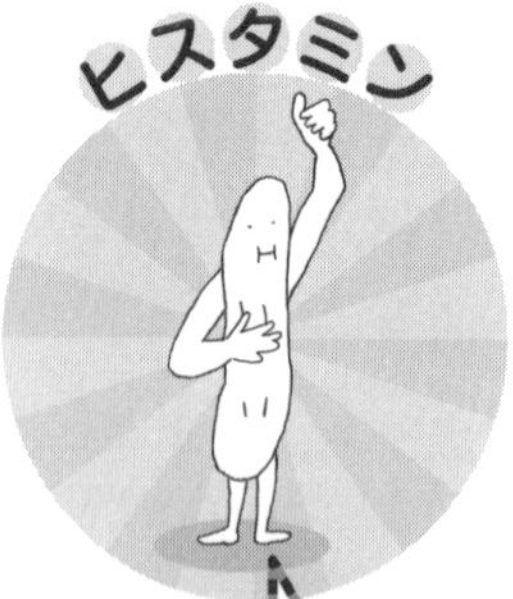

咀嚼やヒスチジン摂取で増えダイエット効果を発揮

ヒスタミンは、肥満細胞などでつくられるホルモン。傷や感染症に反応して活性化し、炎症反応（腫れ、かゆみ、痛みなど）を引き起こします。また、体内にアレルゲン（花粉や食品等）が入ってきた際に、免疫反応としてたくさん放出され、アレルギー反応を引き起こします。花粉症でくしゃみや鼻水が出たりするのも、ヒスタミンが原因です。他に、胃酸の分泌を促進する作用などが知られています。これらはちょっと厄介なはたらきにも思えますが、体が本来持つ、防御反応のひとつです。

一方で、体重が気になる人にうれしいはたらきも。ヒスタミンは、脳に入ると満腹中枢に作用して食欲を抑えたり、交感神経を刺激して脂肪燃焼を促します。この作用をうまく活用すれば、ダイエットにもプラスに。

ヒスタミンの脳内分泌を活発にするには、よく噛んで食べること。また、必須アミノ酸「ヒスチジン」の摂取です。ヒスチジンを多く含む食材は、かつお、サバなどの青魚や鶏胸肉、ヨーグルトなどの乳製品、大豆製品です（167ページ参照）。

ホルモン DATA 06

ヒスタミン

通称 咀嚼ホルモン

分類 アミノ酸誘導体ホルモン

分泌する場所 肥満細胞、好塩基球（白血球の一種）など

はたらく場所 平滑筋などにあるヒスタミン受容体

分泌するタイミング アレルギー反応が起きたとき、ヒスチジンからつくられる。よく噛んで食べると分泌が活発になる

主な役割

- 満腹中枢に作用して食欲抑制、脂肪燃焼を促進する
- 気管支喘息などアレルギー症状を起こす
- 炎症反応（腫れ、かゆみ、痛みなど）を起こす
- 胃酸の分泌を促進する
- 免疫を調整する

弱点

○分泌が増えると免疫過剰による、かゆみの原因となる

File 07

退屈な日々に飽き飽き刺激が欲しい！

ＩＴ企業に勤めるＨさん。リモートワークが主流になり、自宅で仕事をする機会が増えました。パソコンを立ち上げ、ほぼデスクワークをして一日が過ぎていきます。会社の事業は今のところ安定していて、やるべきことをこなしていれば何も問題はありません。

「オフィスではたらき、先輩や同僚とミーティングしていたころが懐かしいな」

以前は、適度に緊張感があり「よしやるぞー！」という感じで、モチベーションもあげられていたのですが、最近はどうもやる気が出ません。最初は、面倒な通勤も人間関係の悩みもない、穏やかな日々に感動すらしていました。

「こんな健康的な生活を待っていたんだ！　一生こんな感じではたらいていたいな」

それから数ヵ月。Hさんは、ライオンが家猫になったように、闘争心がすっかり抜けてしまったのでした。

「これでは毎日つまらないな。運動でも始めてみるか」

と思っても、なかなかその気になれません。自己嫌悪感が日に日につのっていきます。

安全な場所でダレきってしまったHさんには、適度にプレッシャーを感じられる環境や戦闘態勢にしてくれるホルモンが必要なのかもしれません。こんなとき、活用すべきは、どんなホルモンでしょう?

つまらない毎日とさよならできる簡単な方法があります

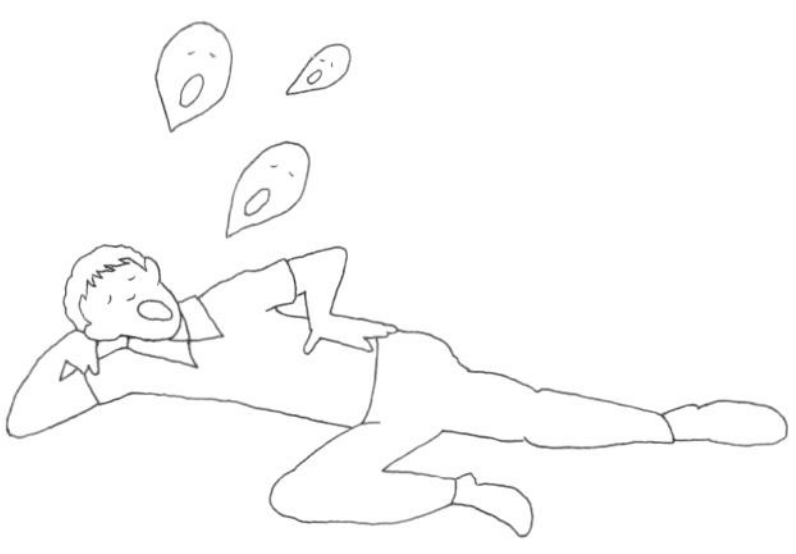

緊張や興奮状態をつくり出し
アドレナリンを出しましょう

私たちは興奮したとき「**アドレナリン**が出た！」なんて言いますね。それはたとえば、気持ちが高ぶっているような、力がみなぎってくるようなイメージでしょうか。

アドレナリンは通称**戦闘ホルモン**。興奮・危険・スリルを感じるような状況になると、交感神経が活性化しアドレナリンが分泌されます。心拍数や血圧を上げ、瞳孔を開き、筋肉に血液を送り、心身を臨戦態勢にするため体の機能を一時的にパワーアップさせるのです。その結果、運動能力が高まり、脳が覚醒して集中力や判断力も高まり、思わぬアイデアが生まれたりもするのです。つまり、限界を超えることを可能にする作用があるのです！　一流アスリートは、トレーニングの際に限界まで自分を追い込んだり、試合のときに気持ちを高ぶらせたり、などすることでアドレナリンの作用をうまく活用しています。

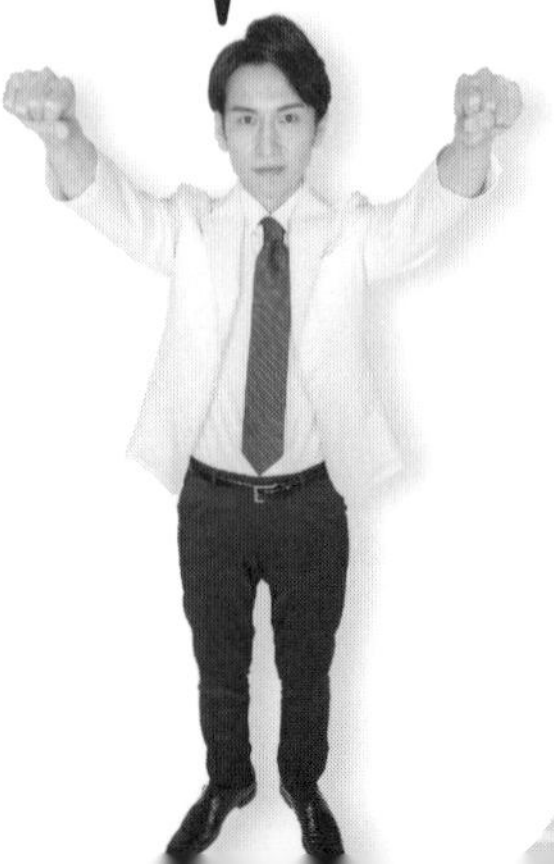

ホルモンコントロール術

重い物を持ってみる 鼻で素早く10秒呼吸する

一方、穏やかな日々の中で目標を失っているHさん。やる気を奮い立たせるには、アドレナリンの分泌を高めるためにちょっとした刺激が必要なようです。乗り越えようと、意欲的になれるような、ある種のストレス状態や緊張感を自らつくり出すといいでしょう。たとえば、何か目標を立てて周囲の人に公言する、少しレベルの高いことに挑戦する、非日常的な環境に身を置くのでも構いません。他には、お腹の底から大声を出す、筋トレを限界までがんばってみる、重い物を持ってみる、鼻で素早く10秒呼吸するといった方法でもアドレナリンの分泌量を増やすことができます。

ただし、いくらアドレナリンの力を得たいからといって、ストレスを与え続けていたら心も体もまいってしまいます。夜中まで全力ではたらき続けたりするのは逆効果。適度にアドレナリンを出す生活が、生き生きとした毎日につながります。

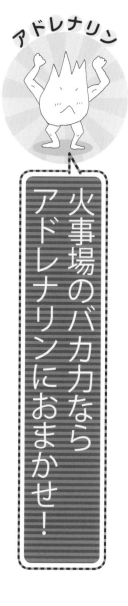

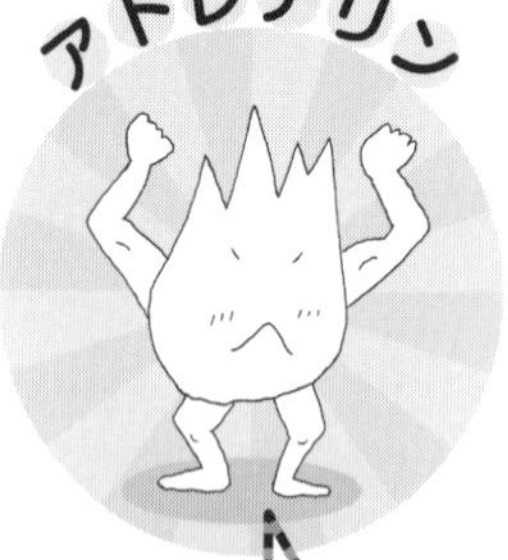

火事場のバカ力なら アドレナリンにおまかせ！

アドレナリンは「戦うか逃げるか」という緊急・興奮時に放出されるホルモンで、人類が生き延びるために重要な役割を果たしてきました。いわゆる「火事場のバカ力」のようなものを発揮できるとイメージすると分かりやすいでしょう。

アドレナリンは、危険な状況や強いストレスに直面すると、副腎《ふくじん》（髄質《ずいしつ》）でつくられ、血液中に分泌されます。そして、体の機能をパワーアップ！　心拍数が上がり、瞳孔が開き、呼吸が速まり、筋肉や脳の血流が増え、いつもより素早く動けるようになるのです。時間が経っても心臓のドキドキが止まらない……という状況は、アドレナリンの作用によるものです。

アドレナリンが出る場面は、ギャンブルにハマったとき、ヒヤリとしたとき、カフェインを摂ったとき、恋人と喧嘩したときなど、日常に多くあります。また、きつい運動をしている場面でも分泌が高まります。アドレナリンは一時的に痛みや疲れに対して鎮静効果をもたらすため、限界を超えて走れたりすることがあります。

ホルモン DATA 07

アドレナリン

通称 戦闘ホルモン

分類 アミノ酸誘導体ホルモン

分泌する場所 副腎（髄質）

はたらく場所 全身

分泌するタイミング 交感神経が優位になったとき、緊急時など。強いストレスを感じたとき

主な役割

●筋肉の収縮力を高めるなど身体機能を向上させる

●血圧や心拍数を上げる

●痛みや疲れを感じにくくする

弱点

○ストレスがかかり続けると枯渇し不足する事態に陥る

File 08 人前でプレゼンとか無理！ あがり症を直したい

Sさんは、人前に出ると、緊張でガチガチになってしまうあがり症に悩んでいます。

子ども時代は、勉強もよくできて、友達ともうまく付き合うごく普通の子どもだったと記憶しています。しかし、思春期ぐらいから人前で自己紹介をしたり、何かを発表したりすることがいやでたまらなくなりました。

同級生の中には、人前で話をするのが大好きな子もいて、そのシチュエーションを楽しんでさえいます。なのに、Sさんは、名前が呼ばれた瞬間に心臓がバクバク、顔は真っ赤になり、汗がどっと吹き出します。

こっそり話す練習をしてみたり、できることはやってみたつもり。でも、人前だとやはり自分をうまく表現できません。話し始めると声が震え、余計に焦ってしまいます。大事な場面で言葉に詰まってしまい、いつも悔しい思いをするのでした。

学生時代は、何か発表の機会があると、お腹が痛いと言って避けていました。けれど、大人になってからは、社内会議、取引先でのプレゼン、保護者会での意見交換など、人前で話す機会がどんどん増えていきます。もう逃げてもいられません。

実は、人前で上がってしまうメカニズムにも、あるホルモンが関係しています。あがり症を克服したいSさんに贈るアドバイスとは？

大丈夫です！ あがり症を和らげる手軽な方法があります

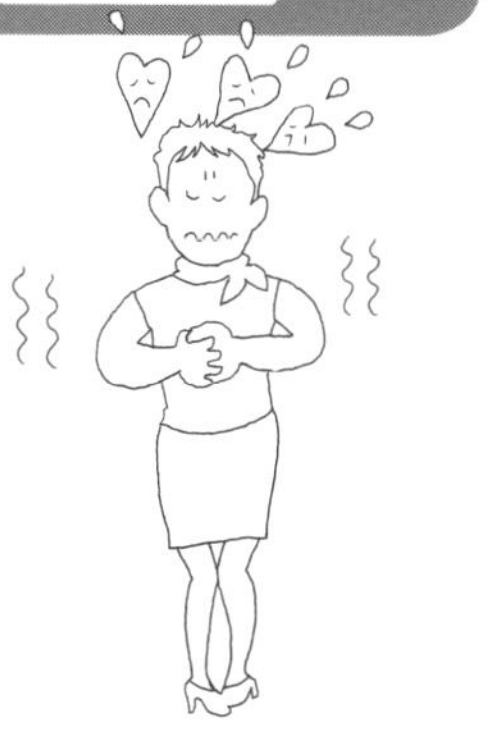

感情や自律神経の安定に作用する
ハーブの力を借りましょう

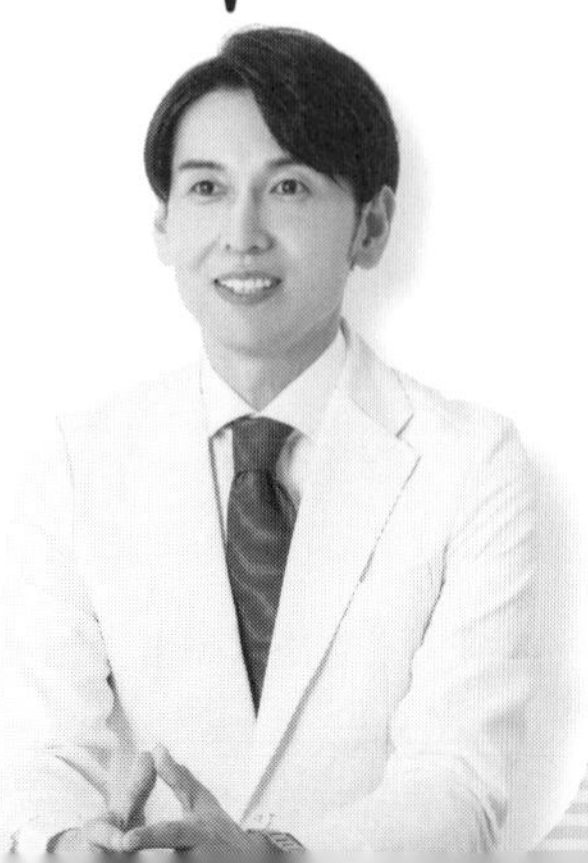

人前で緊張してしまう悩みを持つ人は意外に多いものです。かく言う僕もあがり症を克服する教室に行った経験があるのです。変わりたいときは、変われるときです。

緊張や不安を感じると、自律神経の交感神経が活発になり、**ノルアドレナリン**や**アドレナリン**（74ページ参照）というホルモンが分泌されます。これらが、脳や体にさまざまな影響を与えます。たとえば、血圧上昇、冷や汗、口の渇き、震え、動悸《どうき》などの身体症状です。まさに緊張してあがっている状態ですね。

ただ、こうした反応は、野生の中で生き抜いてきた人類の「防衛本能」がなせるワザ。本来は、動物に襲われたときに、素早く反応できるように身に付けたものなのです。あがり症には遺伝子が関係しているともいわれます。人より交感神経が敏感な人は、反応が強く出過ぎてしまうというわけです。ですから、Sさん本人の努力が足りないからあがるのではありません。自分を責める必要はないですよ。一方で、適度な緊張は集中力を高め、学習能力をアップさせるといったメリットも。ノルアドレナリンの作用にはよい面もあります。

ともあれ、あがり症を和らげる方法をお教えしましょう。手軽なのはアロマオイル。ハーブにはリラックス効果があり、ホルモンにはたらきかけます。高ぶっている感情を抑えゆったりとした気分にしてくれる「サイプレス」。自信をなくしているとき心をタフにしてくれる「ジュニパー」。落ち込んでいるときに気持ちを元気づけ前に進むパワーをくれる「パイン」など、自分に合うものをとり入れてください。

呼吸法も効果的です。息をゆっくりと吐く呼吸法は副交感神経を活性化し、交感神経が緩むので緊張が解けやすくなります。日ごろから練習しておくといいでしょう。

ホルモンコントロール術

プレゼン前の緊張にはアロマ香りを嗅いで、ゆっくり息を吐く

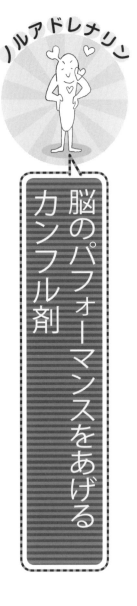

ノルアドレナリン

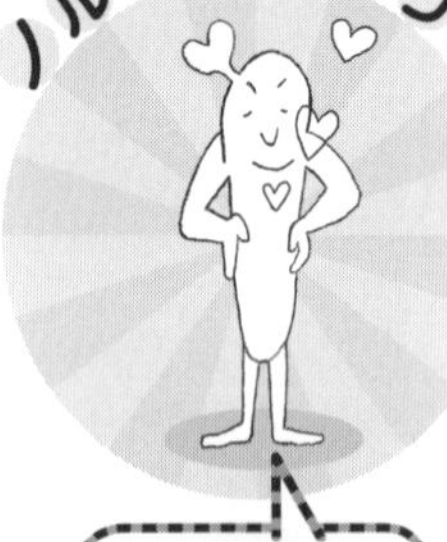

脳のパフォーマンスをあげるカンフル剤

ノルアドレナリンは、不安や恐怖、危機感を感じたときに脳から大量に分泌されるホルモン。特に神経伝達物質として、脳や交感神経ではたらきます。

ノルアドレナリンが大量に分泌されると、交感神経が活発になり、体はいつでも戦えるアクティブな状態に。また、脳の処理能力が格段にアップして、判断力、集中力も高まります。また、記憶力や学習力を高めるはたらきもあります。

ただし、ノルアドレナリンの過不足は、メンタルや健康状態に影響を与えます。適度なノルアドレナリンはプラスにはたらきますが、分泌過剰になると、やる気を通り越して攻撃性やイライラ、パニック発作につながることも。逆に、不足するとやる気が低下し、うつ状態になってしまいます。

ちなみに、ノルアドレナリンは**ドーパミン**（86ページ参照）から生成され、ノルアドレナリンから**アドレナリン**（74ページ）がつくられます。ドーパミン↓ノルアドレナリン↓アドレナリンと変換されることから、この3つはよく似たはたらきをします。

ホルモン DATA 08

ノルアドレナリン

通称 やる気ホルモン
分類 アミノ酸誘導体ホルモン
分泌する場所 副腎（髄質）
はたらく場所 全身
分泌するタイミング 不安や恐怖を感じたとき

主な役割

●意欲、活動性、積極性、思考力、集中力を高める
●記憶力や学習力を高める
●心拍数や血圧を上げる
●ストレスに対抗する
●アドレナリンをつくる

弱点

○ストレスがかかり続けると枯渇し不足する事態に陥る

快楽ホルモン・ドーパミン

File 09

デキる人は何が違うの？ もっと楽しくはたらきたい

Eさんは、憧れのアパレル業界に転職したばかり。大好きなファッションの仕事ができる！　と、ワクワクしていました。

でも、日々の仕事が始まると初めてのことが多く、覚えることがたくさん。

Eさんは、もともと何をするにも、時間をかけてじっくりとり組むのが得意なタイプです。周囲の同僚がテキパキと仕事を進めていくのを横目で見ながら、どんどん焦る気持ちが強くなっていきました。

「早くやらなきゃ、みんなに遅れちゃう」

「上司をがっかりさせたくない。情けないな」

「でも、まだ始めたばかりなんだら、落ち着かなくちゃ」

前向きにがんばろうとするのですが、プレッシャーに押し潰されそう。頭の中で、いろんな感情や言葉がグルグルと空回り。仕事に集中できないでいます。

適度なプレッシャーは、人を成長させるポジティブな面もあります。でも、それが重過ぎると、自信をなくしてしまい、うまくいかない原因になってしまうことも。

「どうしたら集中できるの？　ワクワクしながらはたらきたい」。

Eさんの切実な想いをサポートしてくれるのは、どんなホルモン？

せっかくついた憧れの仕事。もっと毎日を楽しくするコツがあるんです！

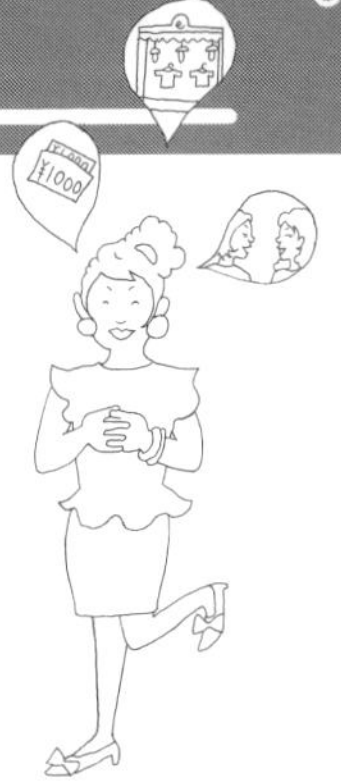

小さなドキドキや達成感で やる気スイッチを入れましょう

仕事をするうえで大事なのが、やる気や前向きな気持ち。仕事にはプレッシャーやストレスがつきものですが、上手に発散しながら、モチベーションにつなげたいですよね。このやる気スイッチを入れてくれるのが、達成感や快感、感動などをもたらす**ドーパミン**というホルモンです。

ドーパミンは、何かうれしいことがあると分泌されます。目標が実現され、「ワクワク」「ドキドキ」という感情が生まれているときにはドーパミンが出ています。この快感と行動が結びつくことで、次のモチベーションが生まれます。

「これをやったらいいことがあった。またあの快感に浸りたい。よしがんばろう！」というふうに。仕事がデキる人は、この仕組みを利用してはたらいています。

ではどうすれば、ドーパミンを操れるようになるのでしょう。まず、やや難易度は

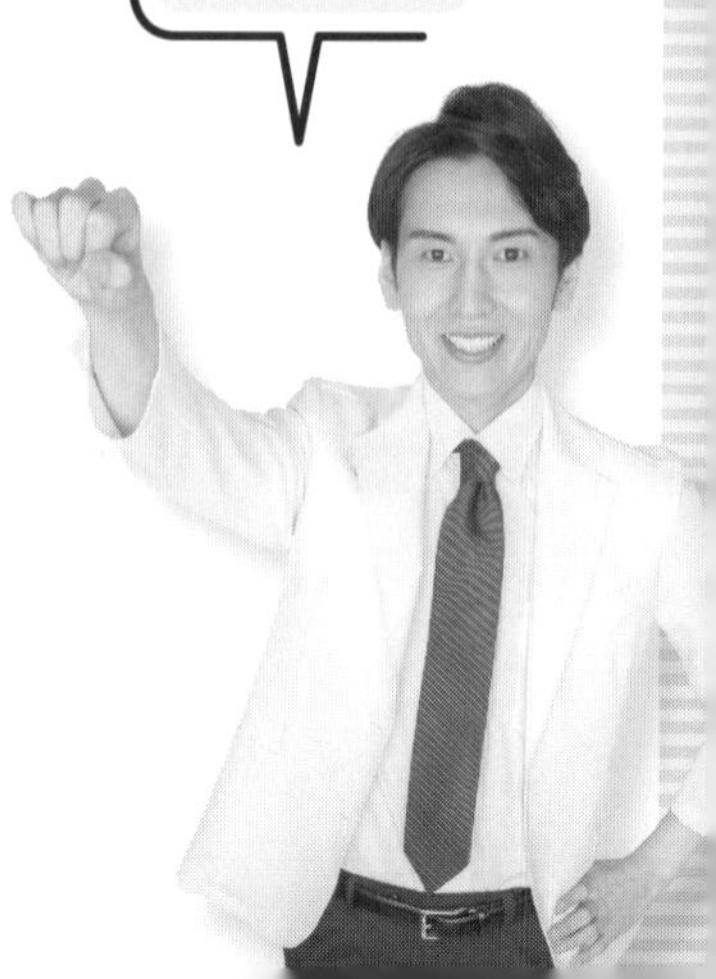

ホルモンコントロール術

手が届きそうな目標を設定 毎日ひとつマイナーチェンジする

高いけれど実現できそうな目標を立てましょう。将来お店を持ちたいという夢があるなら、アパレル業界に就職する↓仲間を増やす↓服ができる仕組みを知る↓利益を出すことに貢献する　というふうに、細かく目標設定をしていくのです。

いきなり最終目標を目指すと、ドーパミンは出てくれません。達成感を得やすい目標設定にすると、実際にがんばれるのです。「やった！」「すごい！」と何かひとつハードルを越えるごとに、自分を褒めてあげるのも効果的。ドーパミンはマンネリを嫌います。ひとつチャレンジしたら、すぐに次の目標設定をするとよいでしょう。

たまにドキドキするような体験をすることでも、ドーパミンの分泌が高まります。ふだん買わない服を買う、いつもと違う道を通る、など毎日ひとつでも生活をマイナーチェンジしてみれば、ドーパミンが分泌されて、幸福感がアップしますよ。

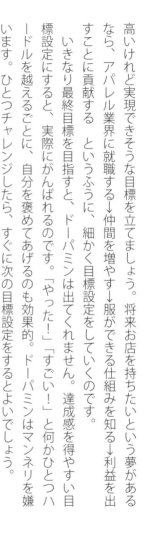

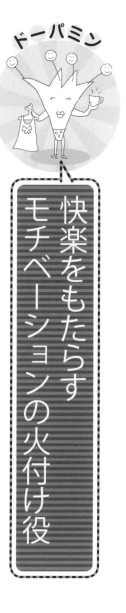

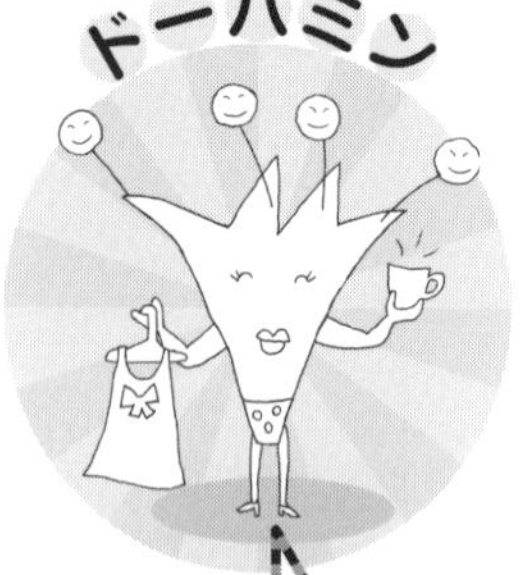

快楽をもたらす モチベーションの火付け役

目標を達成したときや欲しいものを手に入れたときに、私たちは強い快感を得たり、幸福を感じたりします。この達成感をもたらすのが**ドーパミン**です。

ドーパミンは、楽しい経験や刺激的な経験をすると分泌され、何かを実行するときのモチベーションに関係しています。その過程を脳が学習することで、私たちは楽しいことをまた経験したい、もっと達成感や快感を得たいという気持ちになります。そして目標を掲げ、さらに努力を重ねます。こうした好循環によって、人は生きる意欲を持ち続けてきたともいえます。

しかし、ドーパミンの作用がマイナスにはたらくこともあります。ストレス解消のために、もっと大きな刺激=たくさんのドーパミンを求めるようになると要注意。薬物やギャンブルにハマる依存症には、そうした「脳の報酬系」という仕組みが関係しています。反対にドーパミンが不足すると、手足のしびれや歩行障害などを引き起こすパーキンソン病になることが知られています。

ホルモンDATA 09

ドーパミン

通称 快楽ホルモン

分類 アミノ酸誘導体ホルモン

分泌する場所 脳

はたらく場所 脳

分泌するタイミング 何かに夢中になっているとき、楽しい経験や刺激的な経験をしたとき、恋をしているとき

主な役割

●何かを手に入れたいという、生きる意欲をつくる

●達成感、喜び、爽快感、感動などをもたらす

●**ノルアドレナリン**（80ページ参照）をつくる

弱点

○不足すると、手足のしびれや歩行障害などを引き起こすパーキンソン病の原因になる

File 10 男性ホルモン・テストステロン

仕事のミスが増えてきた パワー不足も気になります

Tさんは、40代の中間管理職。ある中小企業で、支店長としてはたらいています。上からは業績面でプレッシャーをかけられ、部下はなかなか思うように動いてくれません。人間関係は良好なほうがうまくいく。そう信じて、上とも下とも歩みよってきたつもりですが、板挟み状態に「支店長はつらいよ～」と、たまには愚痴をこぼしたくもなるのです。

最近は、年齢のせいなのか、はたまたストレスなのか、パワー不足で疲れやすくなったと感じています。

「思うように実務をこなせない、ミスも増えてきたたな……」

「よい企画のアイデアが出てこない」

と、悩みは尽きません。

「ねえ、あなたもしかして更年期障害なんじゃない？　年をとると、男性も男性ホルモンが減っちゃうんだって」

ある日妻にこう指摘され、Tさんは飲んでいたお茶を吹き出しそうになりました。

「まさか俺が？　そんなことはないだろう」

と返したものの、思い当たる節がないわけではありません。

アグレッシブなパワーをもたらすといわれる男性ホルモン。Tさんの不調には、男性ホルモンが関係しているのでしょうか？

男性の更年期もホルモンコントロールで乗り切れます！

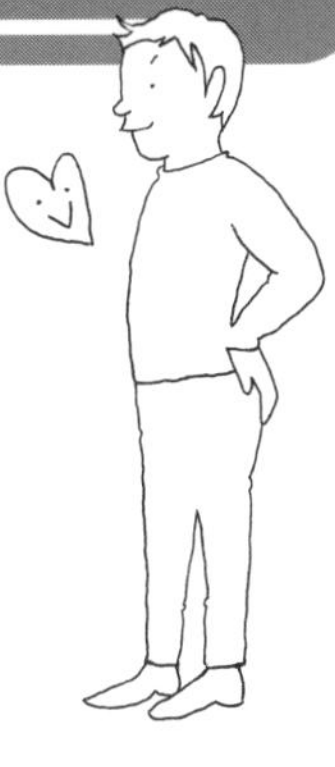

テストステロンが増えれば やる気やパワーをとり戻せます

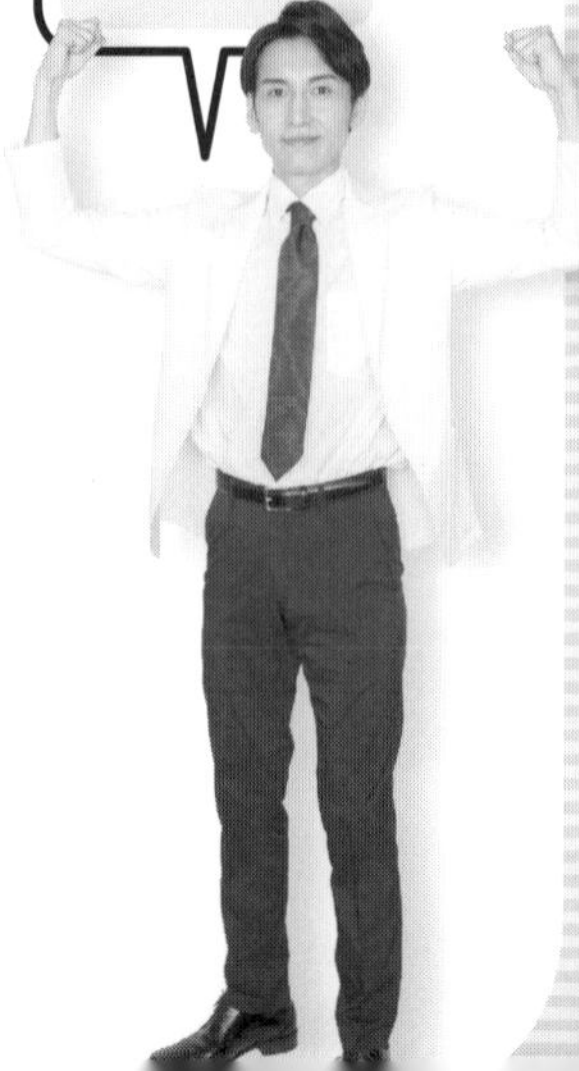

男性の行動や考え方に大きく影響しているホルモンといえば、**男性ホルモン・テストステロン**。男らしい体をつくるはたらきの他、バリバリ仕事を進めたり、競争意識を高めたりとアグレッシブな行動をサポートするホルモンです。

テストステロンの分泌量には個人差があって、加齢とともに減ってくる人もいます。または強いストレスがかかると交感神経が優位になり、分泌が妨げられてしまいます。テストステロンが減ってくると、疲れがとれない、イライラしやすい、性欲が減退する、ぐっすり眠れないなど、さまざまな不調が現れます。Tさんも中間管理職というストレスの多いポジションであるため、分泌量が減ってきているのかもしれません。

でも、あきらめることはありません。テストステロンを増やすスイッチはいくつかありります。簡単な方法は筋トレです。筋肉量を増やすことで男性のパワーの源・テストステロンの分泌があがってくることが分かっています。さらに、「背筋を伸ばして堂々と振る舞う」「腰に手を当て勝利者のようなポーズをとる」のも有効。背中にある大きな筋肉を刺激する＋男らしい行動・姿勢を見せることは、テストステロンのスイッチになるのです。男性にとって自尊心を持つことは、非常に重要なこと。テストステロンのスイッチは、部下をやる気にさせたいときにも使えます。

「君なら、どうしたらうまくいくと思う？」

「これは君にしかできない！」

「君はすごいなあ。本当に助かったよ」

男性は認められると自信を持ち、さらにやる気スイッチが入るものなのです。

ホルモンコントロール術

筋トレでストレス解消 魔法の言葉「すごい！」で人間関係を円滑に

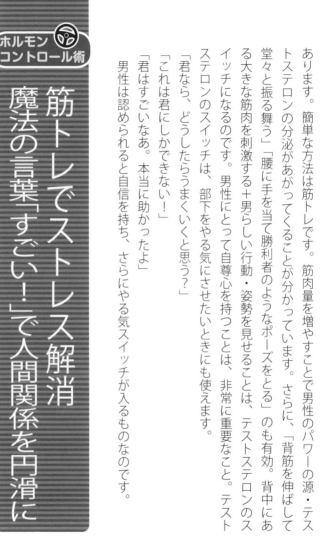

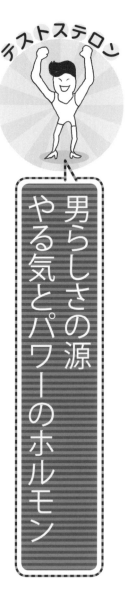

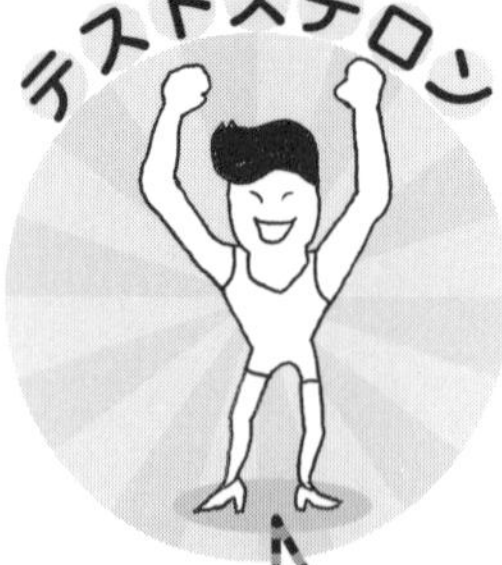

男らしさの源 やる気とパワーのホルモン

生まれてくるときに体や心の性別を決定したり、生涯を通じて男性の健康維持に深く関わったりするのが、男性ホルモン。思春期には、ひげや陰毛が生えるようにしたり、声を低くしたりと、男性の第二次性徴を発現させるはたらきをします。

男性ホルモンにはいくつか種類がありますが、精巣でつくられる男性ホルモンの代表格が**テストステロン**です。男性が女性よりもたくましいのは、テストステロンが筋肉をつくり男らしい肉体にするから。さらに、このホルモンは、男性の行動力にも影響しています。具体的には、認知力をあげるはたらきや、新しいことにチャレンジする冒険心、競争心、仲間との関係を大切にする社会性を高めるはたらきです。交渉力が高い人は、テストステロンの分泌量が多いという研究報告もあります。

体内ではコレステロール↓男性ホルモン↓女性ホルモンの順で合成されるため、テストステロンは女性の体にも男性の5〜10％程度存在します。テストステロンの分泌を維持することは、いくつになってもアクティブでいる秘訣のひとつなのです。

ホルモンDATA 10

テストステロン

通称 男性ホルモン
分類 ステロイドホルモン
分泌する場所 精巣（男性）、卵巣（女性）
はたらく場所 全身
分泌するタイミング 男性の場合、胎児期と思春期に分泌が高まる。朝に多く分泌される

主な役割
●男らしい筋肉や骨格をつくる
●ヒゲや体毛を濃くする
●内臓脂肪の蓄積を軽減する
●胎児期の性（男女）分化に関わる
●精子の生成を助ける
●気力を高める

弱点
○加齢に伴い減少するとLHO症候群（男性更年期障害）の原因になる
○過剰になると女性の男性化（ひげや体毛の濃色化など）の原因となる

愛情ホルモン・オキシトシン

File 11
マンネリは飽きられる？ 彼との恋を長続きさせたい！

出会ったころは、一緒にいるだけで幸せだったのに、付き合いが進むうち喧嘩が増えていき……。売り言葉に買い言葉で、「もう別れる！」と、勢いまかせに別れを選んでジ・エンド。Oさんは、そんな恋愛を何度もくり返してきました。

たまにうまくいっても、付き合いが長くなるうち馴れ合いになってしまい、恋人を異性として感じられなくなるのでした。結局、他に好きな人ができて別れたこともありました。

今の彼とは、半年前からのお付き合い。まだ新鮮な時期でもあって、一緒に過ごせるのがうれしくて幸せです。でも、これまでの経験から、また同じように別れる日がくるのではないかと心配しています。将来は、結婚もしたい。彼とそうなれたらいいな、と思っています。

彼はやさしく、会えない日にはLINEで必ず連絡をくれます。大事にしてくれるのはうれしい。でも、この幸せに慣れてしまったら？

結局マンネリになってしまうのかしら。あまり頻繁に会わないほうがいいの？　やきもちでも焼かせたほうがいいの？

「せっかく両思いになれたのだから、長続きするカップルになりたい」と心から、願っているOさん。彼とマンネリにならないためのホルモン、恋を長続きさせるホルモンなんてあるのでしょうか？

恋愛こそホルモンコントロールです！
恋に効くホルモンを
ご紹介しましょう

触れ合うことでオキシトシンを高めましょう

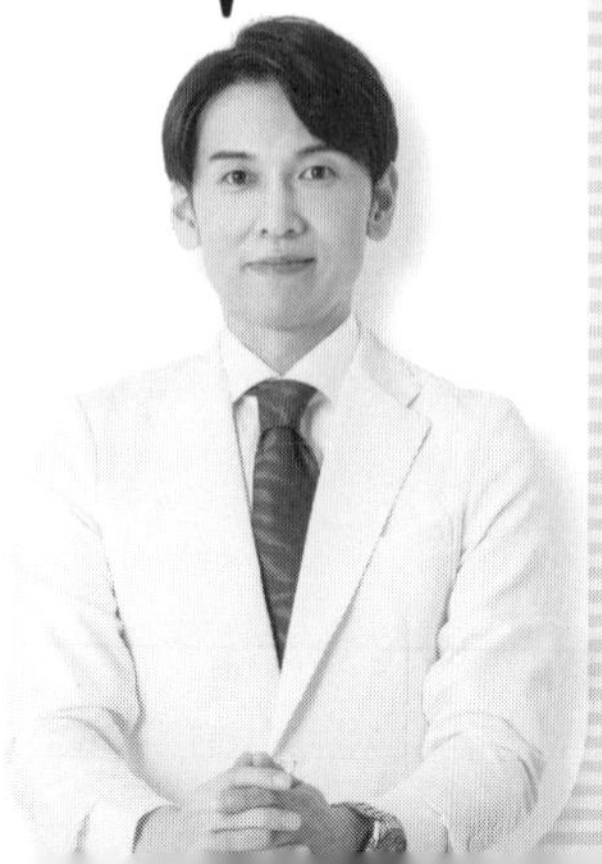

恋の始まりは、ドキドキワクワク感でいっぱい。何をしてもうれしくて仕方がありません。このとき脳の中では**ドーパミン**（86ページ参照）が分泌されています。彼とあなたは、二人だけの非日常的な世界にいます。ただ、いつまでも非常時の状態のままでは、体も心も疲れ切ってしまうので、ドーパミンが分泌し続ける期間はそう長くはありません。

二人が安定した関係で長続きするかどうか。その鍵を握っているのが、**愛情ホルモン・オキシトシン**と、**幸せホルモン・セロトニン**（１０４ページ参照）です。幸福を感じるホルモンは主に3種類。セロトニン、オキシトシン、ドーパミン。つまり、恋をしているときは、次々とホルモンのシャワーを浴びているようなものなのです。

彼との関係を長続きさせたいなら、オキシトシンの作用をうまく活用しましょう。

ホルモンコントロール術

XOXO《キス&ハグ》日常のスキンシップを増やす

オキシトシンは、皮膚への刺激やスキンシップによって分泌が高まります。見つめ合う、手をつなぐ、キスやハグをする、セックスをするという関係を大切にするのです。オキシトシンは男女どちらにも分泌され、幸せな気持ちになります。男性の場合は、「守ってあげよう」という気持ちも出てきます。

安定した関係性の中では、セロトニンも分泌されやすくなります。それはマンネリというのではなく、一緒にいるとリラックスできる関係です。セロトニンが増えるとオキシトシンも増えることが明らかになっていますし、オキシトシンはストレス軽減、認知能力向上などにも役立つといわれています。

「安らぎを感じてもらいたい」という気持ちで彼に接していれば、彼も幸せを感じ、一緒にいる時間が長くなっても、変わらずキスやハグを返してくれるでしょう。

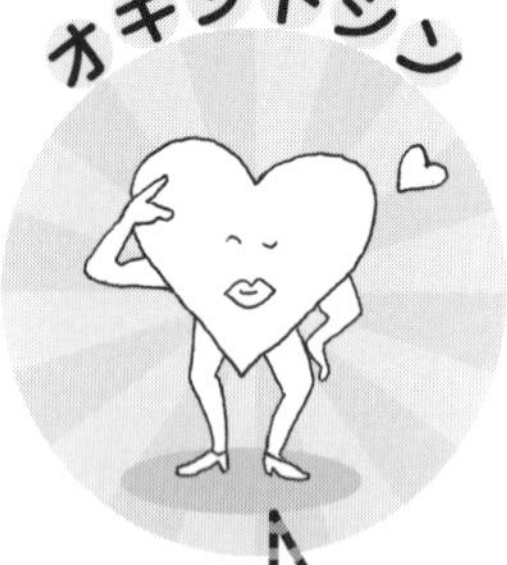

愛しい存在があることで増える母性のホルモン

脳下垂体から分泌される**オキシトシン**は、脳内では神経伝達物質としてはたらき、愛情や信頼の形成に関与し、親密な関係を深める効果があるとされています。

神経伝達物質であるのと同時にホルモンでもあり、ホルモンとしてのオキシトシンには、以前から二つの役割が知られていました。一つは子宮を収縮させて出産を促すこと。陣痛促進剤《じんつうそくしんざい》の成分はオキシトシンです。もう一つは、乳腺の筋繊維を収縮させて母乳を出しやすくすること。赤ちゃんが乳首を吸うと、母性のスイッチが入り母乳の出がよくなるのはオキシトシンの効果だとされています。

オキシトシンは、性別を問わず、愛おしい相手やペットを抱きしめたときにも分泌されます。そのため「抱擁《ほうよう》ホルモン」「恋愛ホルモン」と呼ばれることも。また、映画に感動したとき、信頼できる仲間と語り合ったときも分泌されます。

近年さらに、電話で話しただけでも分泌されることが分かってきました。また、ダイエット、骨粗鬆症《こつそしょうしょう》の改善など、美と健康に直結するはたらきも明らかになっています。

ホルモンDATA 11

オキシトシン

通称 愛情ホルモン

分類 ペプチドホルモン

分泌する場所 脳

はたらく場所 子宮、乳腺

分泌するタイミング 愛おしい、守りたい気持ちが高まったとき、信頼できる相手やパートナー、ペットなどとのスキンシップで分泌が高まる

主な役割

- ●母乳を出しやすくする
- ●分娩《ぶんべん》時に子宮を収縮させる
- ●幸福感をもたらしストレスが和らぐ
- ●絆や信頼関係、愛情を深める
- ●美肌やダイエット効果が期待できる

弱点

- ○産後女性が過度のストレスを感じると母乳が出にくくなる
- ○スマホやネットの普及でふれあいが少なくなると減ってしまう可能性も

幸せホルモン・セロトニン

File 12

ちょっとしたことで落ち込んでわけもなく涙が出てしまいます

「他人からしたら、なんでもないことなのにとても気になるんです。突然イライラして食べ過ぎたり、夜になるとズーンと落ち込んで涙が出てきたり」

Fさんは、20代後半に結婚。ブライダル業界での仕事を天職と感じ、ずっと続けたいと思っていましたが、その後子どもができて今は専業主婦です。産休明け、一度は仕事に復帰したのですが、夫の転勤に伴い、子育てに専念することにしたのです。

見知らぬ土地での生活がスタートし、はじめの数年は夢中で子育てをする中で時間が過ぎていきました。

でも、そのうちだんだんと孤独を感じるようになりました。周囲には手伝ってくれる人もいない、夫は仕事で忙しく話し相手もいない。子どもが大声で泣くと、イライラが止まらなくなります。

ある日、夫と仕事の復帰について話し合っているときに意見が対立してしまい、興奮と怒りがピークに達してしまったFさん。またしても泣き出してしまいました。

Fさんは自分の感情をコントロールができないことにショックを受けました。

「自分は、落ち込んでも引きずらないタイプだと思っていたのに。もっと心穏やかな自分でいたい」

Fさんは切に願っているのですが……。


「そんなときこそホルモンコントロール！手軽にできる解決法がいくつかあるのでできることからやってみましょう」

セロトニンの分泌を増やせば心のバランスが整います

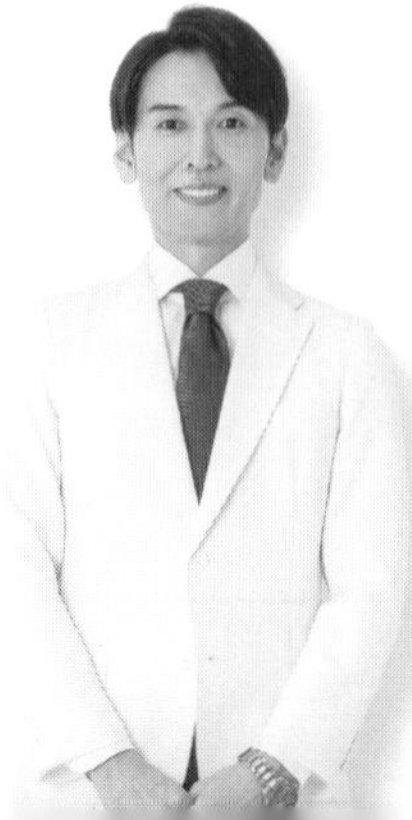

出産後の気分の落ち込み、だるさがある場合、産後うつということも考えられます。心がつらくて仕方がない場合には、がまんせず医療機関を受診していただきたいと思います。ただ、出産から数年経っていることもあり、今のFさんの状態は、**セロトニン**不足からくる〝プチうつ〟かもしれません。

セロトニンは、脳内ではたらく神経伝達物質のひとつで、心のバランスを整えるはたらきがあります。精神の安定に深く関わっており、「幸せホルモン」とも呼ばれます。不足すると、やる気が出ない、キレやすい、落ち込みやすい、朝起きられない、依存症になりやすい、食欲がコントロールできないなどの症状が表れます。

幸い、セロトニンを増やす方法はたくさんあります。朝、太陽の光を浴びる、よく噛んで食べる、ウォーキングやダンスなど一定のリズムで同じ動作をくり返す「リズム運動」を行う、好きな映画やスポーツなどを見て感動して涙を流す、口角を上げて笑顔を作る、背筋を伸ばして腹式呼吸をする、睡眠をしっかりとる、など。好きな方法から試してみましょう。

この他、セロトニンはアミノ酸のトリプトファンからつくられているので、魚、肉、大豆製品、卵、ナッツ、バナナなど、トリプトファンを多く含む食材を食べるのもおすすめです（169ページ参照）。脳のエネルギー源である炭水化物（ご飯やパン、麺類、イモ類、果物、砂糖など）を一緒に摂ることで、セロトニンの分泌量アップが期待できます。セロトニンを増やすためにも、朝食を抜かないことが大切です。

女性のイライラの原因は、月経周期に伴う、ホルモン変動が関係している場合もあります。ときどきはゆったりと過ごす時間をつくり、自分自身をいたわりましょう。

ホルモンコントロール術

朝の過ごし方が肝心　朝日を浴びて朝食をしっかり摂る

セロトニン

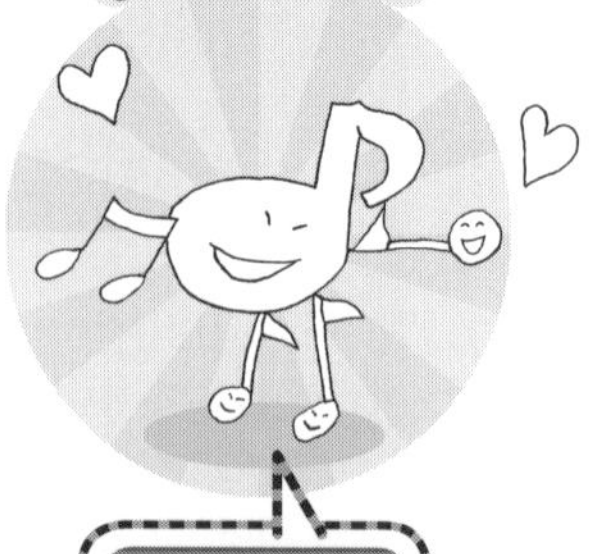

ストレスを軽減して、リラックスさせてくれるホルモン

嫌な出来事があって一瞬カーッとなっても、時間を置いたら高ぶっていた感情が静まって、心が落ち着いてきた……という経験は誰にでもあるはず。このように精神を安定させ、落ち着かせるはたらきを持つホルモンが**セロトニン**です。

具体的には、興奮状態や戦闘状態のときに分泌される**ノルアドレナリン**（81ページ参照）や**ドーパミン**（86ページ）にブレーキをかけ、中毒的または攻撃性が高い精神状態になるのを抑えます。セロトニンは、いわば理性のホルモン。不足すると依存症やうつ病、不安障害、睡眠障害になることがあります。

脳内ではたらく神経伝達物質でもありながら、体内のセロトニンの90％は消化管（腸）に存在するという点が特徴的です。セロトニンは精神面だけでなく、睡眠や食欲・痛みを軽減する、姿勢を保つ、腸のはたらきを整えるなど体の機能にも関わっています。朝日を浴びること、リズム運動やウォーキングなどによって分泌が高まる他、腸内環境を整えることで分泌を増やすことができます。

ホルモン DATA 12

セロトニン

通称 幸せホルモン
分類 アミノ酸誘導体ホルモン
分泌する場所 腸、脳
はたらく場所 腸、脳
分泌するタイミング 朝、太陽の光を浴びることで分泌される。規則正しい生活、リズム性の運動・呼吸法などで分泌が高まる。「トリプトファン」という必須アミノ酸からつくられる

主な役割

●心のバランスを整える
●体内時計をリセットする
●正しい姿勢を維持する
●腸内環境を整える
●過食を防ぐ
●ドーパミンやノルアドレナリンを抑える
●**メラトニン**(152ページ参照)のもとになる

弱点

○ストレス状態が続くとセロトニン神経が弱って分泌が低下してしまう

脳内麻薬ホルモン・βエンドルフィン

File 13

仕事が忙しいときほどメンタル絶好調 いいアイデアが浮かぶ

Dさんは、広告代理店でWEBデザイナーとしてはたらいています。クリエイティブ職というと、自由で華やかなイメージ。ですが、納期前はかなり多忙になり、連日残業が続いたりするハードな仕事。

また、技術革新のスピードが速いので、のんびり構えていると他のクリエイターに遅れをとってしまいます。常に上昇志向でいることやスキルアップが求められる職種でもあるのです。

Dさんは、新しい知識を学ぶことや、自分のアイデアが形になることに大きな喜びを感じていて、仕事の大変さも前向きに捉えています。そして、将来は、独立することも考えています。

「価値観の合う人と一緒に、自分のペースで仕事ができたらいいな」

と思う一方で、

「独立するとなると、ある程度は仕事の量もこなしていかないとならない」

と言います。


不思議なもので、Dさんの場合、忙しくしていればいるほど、気持ちが前向きになり、なんだか体も絶好調で、いいアイデアが浮かぶのです。そんな状態に慣れてしまい、周りからも「忙しいのが好きな人」と思われているふしがあります。でも、このままずっと自転車操業はいやだし……ゆっくりしたいのにゆっくりできないのがDさんの悩みです。これもホルモンコントロールでなんとかなることなのでしょうか。

ホルモンコントロール的には忙しさより大事なことがあります

βエンドルフィンと ドーパミンの相乗効果を狙いましょう

仕事や勉強をがんばりたいときに〝やる気スイッチ〟を入れてくれるホルモンは？　そう**ドーパミン**（86ページ参照）でしたね。好きなこと、やりたいことをやっているときに出るホルモンです。そして、その状態を心から楽しめているときに出てくるのが**βエンドルフィン**。このホルモンは「脳内モルヒネ」とも呼ばれ、強力な鎮静効果を持っています。長距離マラソンで苦しいはずなのに、あるときを境に気分が高揚し走り続けられることを「ランナーズハイ」といいますが、このときもβエンドルフィンが出ています。鎮静効果の他に、高揚感、恍惚《こうこつ》感、至福感をもたらします。

Dさんの場合もドーパミンとβエンドルフィンが一緒に出ている状態なのでしょう。この状態は最強です。βエンドルフィンにはドーパミンを抑制するシグナルを抑えるはたらきがあり、ドーパミンの作用が増強されるのです。今この瞬間が楽しくて

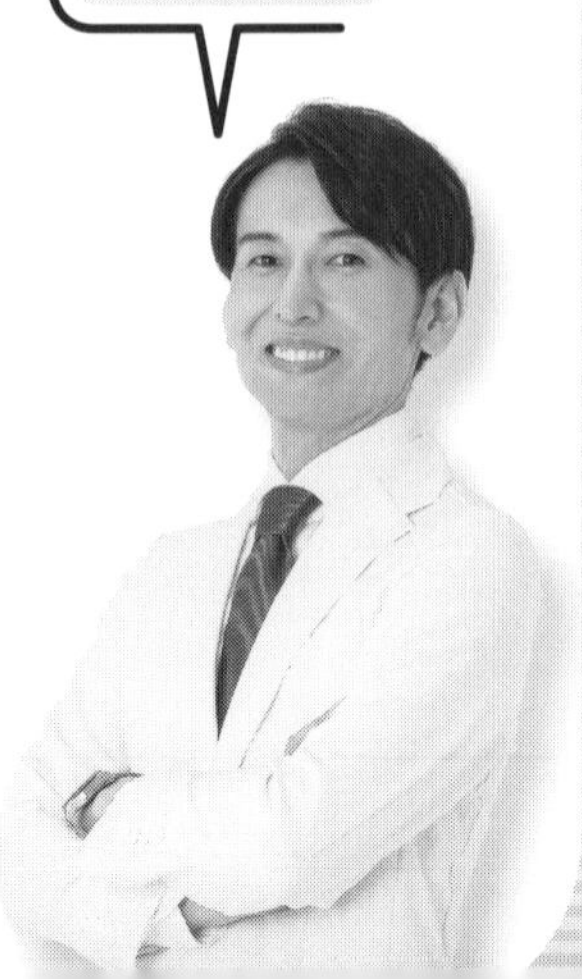

仕方ない、もっと走り続けようという状態を自分でつくり出しているのです。

ただ、忙しければ出る、というわけではありません。その仕事を受けることで「いいことがありそう！」とイメージするだけでもこの最強状態をつくり出せます。どんなに忙しくしていても、イヤイヤとりかかる仕事では、βエンドルフィンは出てくれません。たとえ「失敗しても次につながる」とか「新しい体験ができそう」など、前向きに捉えることで分泌されます。また、仕事をうまく進められるよう段取ること、作業に集中できるような環境づくりをすること、などもカギになります。

他にも、運動する、アロマを嗅ぐ、瞑想する、好きなものを食べるといった方法でもβエンドルフィンは分泌されます。

どうせなら楽しく仕事をして、いい結果を出し、余暇も満喫したいですね。

ホルモンコントロール術

その仕事を好きになること アロマや瞑想も効果的

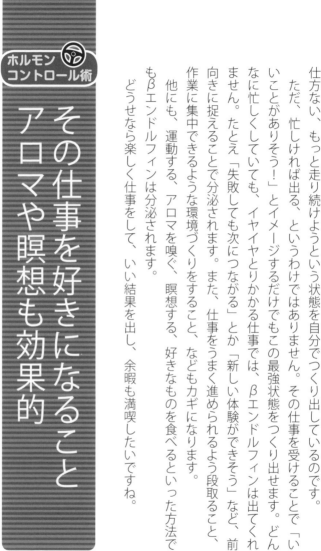

βエンドルフィン

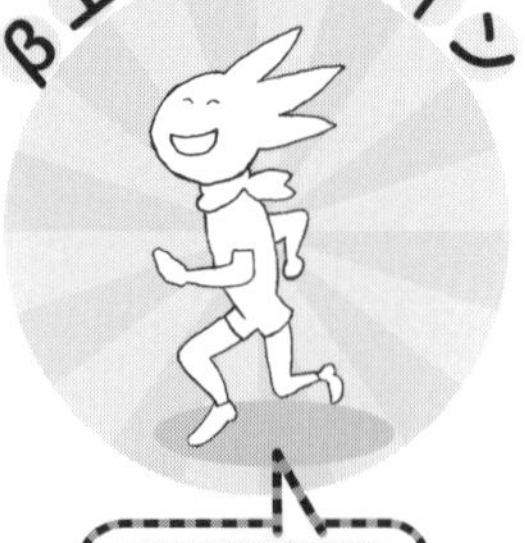

苦しみから解放し高揚感を与える脳内ホルモン

「エンドルフィン」は、脳内ではたらく神経伝達物質の一種。鎮痛効果や気分の高揚などが得られるため、通称・脳内モルヒネとも呼ばれています。エンドルフィンは、「体内で分泌されるモルヒネ様物質」という意味です。脳下垂体から分泌される**βエンドルフィン**は、エンドルフィンの一種で、特に苦痛をとり除くときに多く分泌されます。

そのはたらきでよく知られているのが、長時間走り続けたときに起こる「ランナーズハイ」という現象。苦しい状態が続くと、そのストレスを軽減するために脳内でβエンドルフィンが分泌され、高揚感や陶酔《とうすい》感を覚え気持ちよくなるのです。

βエンドルフィンの作用は、興奮させて気持ちよくさせる**ドーパミン**（86ページ参照）のような作用ではなく、どちらかというと、ゆったりとした心地よさを誘ったり、幸せ感を高めたりします。また、性行為の際や、疲れたときに脂肪分や糖質の多い甘いものなどを食べても分泌されることが分かっています。

ホルモン DATA 13

βエンドルフィン

通称 脳内麻薬ホルモン

分類 ペプチドホルモン

分泌する場所 脳

はたらく場所 脳

分泌するタイミング 筋肉を酷使したとき、鍼《はり》治療、熱いお湯での入浴、脂肪と糖質を一緒に摂ったとき、痛みやストレス、極限状態に追いつめられたとき、性行為のとき、リラックスしたとき

主な役割

●痛みを鎮める

●陶酔感や幸福感をもたらす

弱点

○増えると強いかゆみが起こる。かゆみを抑えるホルモン（ダイノルフィン）とのバランスによって、かゆくなったり抑えられたりがくり返される

美人ホルモン・エストロゲン

File 14

イライラして家族や部下にあたってしまいます

「40代後半に入ってから、すごくイライラするようになったんです」

こう話すのは、エステサロンを経営するRさん。

ささいなことでカッとなって、家族につらくあたってしまったり、職場でもスタッフの仕事ぶりが気になると、つい声を荒らげてしまったり。そんなことをすればサロン全体の雰囲気が悪くなります。自分でもよくないことと分かっているのですが、どうすることもできません。

長年この世界でやってきたRさん。せめてお客さまには、不機嫌を悟られないようにと笑顔で接客をするように必死でがんばっていますが、いつもギリギリの状態で、一人施術が終わるたび、どっと疲労感に襲われて座り込んでしまうのでした。

Rさんは、もともとスポーツウーマンで、アクティブ派。誰よりもはたらき、誰よりも元気で、友人との付き合いや旅行にも積極的に出かけていました。メリハリのある体型をキープし、年齢よりもずっと若く見られることが自慢だったのですが……。

今は、仕事も家事も面倒。化粧することさえ放り出し、一日中寝ていたい気持ちになります。日によって体調もさまざま。ドキドキしたり、カーッとなったり、めまいに悩まされたり、まるで不調のデパート。

「私、どうしちゃったのかしら……これがあの噂に聞く更年期なの？」

対処法を早速チェックしてみましょう。

どんなに健康で前向きな方でも更年期は怖いものですがホルモンコントロールで乗り切れます

減ってしまったエストロゲンを補えば心穏やかに過ごせます

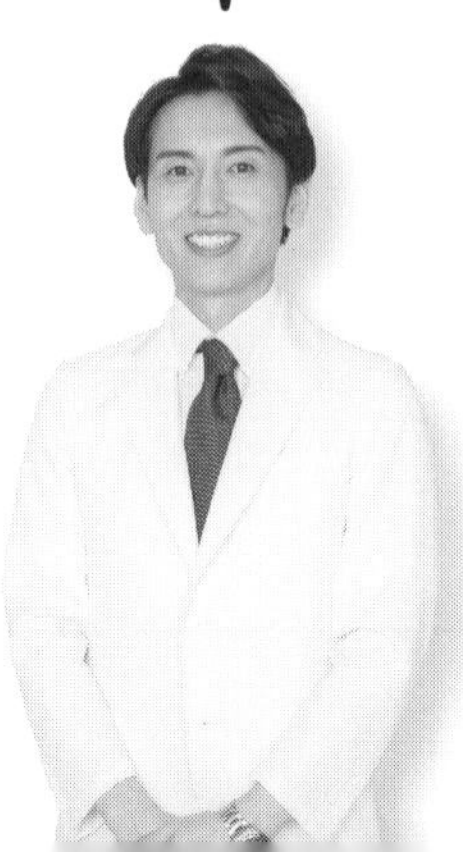

Rさんの症状は、一般的に40代以降の女性にやってくる典型的な更年期症状。女性ホルモンの一種である**エストロゲン**の不足が原因と考えられます。

エストロゲンは、別名「美人ホルモン」。くびれのある女性らしい体つきをつくる、肌や髪を艶やかにする、自律神経を安定させて気持ちを明るくするなどのはたらきがあります。女性特有のやさしい雰囲気は、エストロゲンが生み出すものなのです。

ところが、40代後半に差し掛かると、卵巣機能が低下してエストロゲンの分泌量が激減します。閉経後は卵巣からの分泌がゼロになり、女性のエストロゲン値は男性よりも低くなるほどです。加えて40代ははたらき盛り。この年代は、ストレス過多や睡眠不足などに陥りやすいために、心の症状もより現れやすくなるのです。

さあ、積極的にエストロゲンアップを図りましょう。エストロゲンの一部は、皮下

ダイエット
を成功させるホルモン
仕事力
をあげるホルモン
メンタル
を左右するホルモン
免疫・慢性疾患
に関わるホルモン
疲労回復
のカギになるホルモン

ホルモンコントロール術

お酒を飲むならビール つまみにはナッツを

脂肪組織でも作られるので、やせすぎないことです。また、エストロゲンの材料はコレステロール。カロリーの少ない野菜ばかり食べるのではなく、大豆食品、魚、卵などから、たんぱく質や脂質もバランスよく摂りましょう。

お酒を飲むならビールです（166ページ参照）。原材料のひとつであるホップには、エストロゲンに似た物質が含まれており、気分の浮き沈みやイライラ、疲労、冷えなど女性特有の悩みを和らげる効果が期待できます。ナッツ類には脂質のほか抗酸化ビタミンが豊富に含まれています。ビールにナッツはとてもよい組み合わせです。

更年期症状の重症化を防ぐには、気持ちを明るくすることです。日々ドキドキやワクワクを感じて**ドーパミン**（86ページ参照）を分泌させたり、ペットをかわいがって**オキシトシン**（98ページ）の分泌を高めたりすると、相乗効果が期待できますよ。

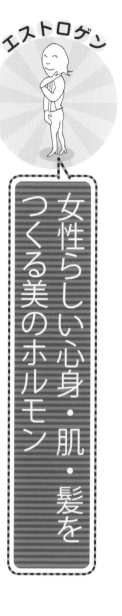

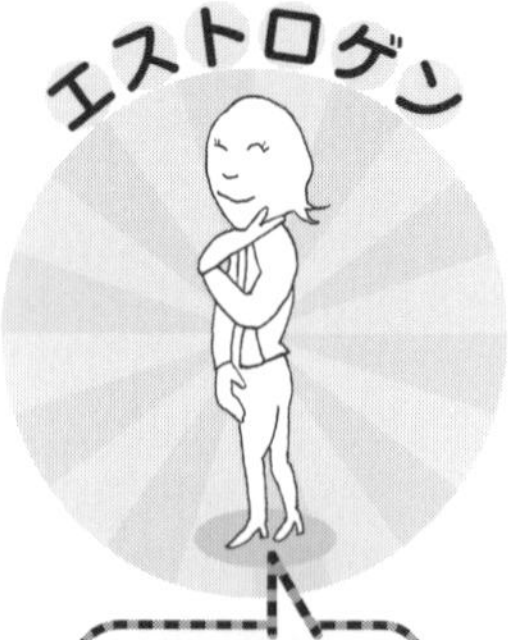

女性らしい心身・肌・髪をつくる美のホルモン

エストロゲンは、エストラジオール、エストロン、エストリオールなどの女性ホルモンの総称です。卵巣にある卵胞で生成、分泌されることから、別名「卵胞ホルモン」と呼ばれることも。

エストロゲンは、思春期になると分泌が増え、女性は初潮が始まって女性らしい体つきになっていきます。それ以降は、月経周期に合わせて分泌が増減し、分泌量がピークになると排卵を促します。また、肌や髪をつややかにし、脳のはたらきもアップ、血管や骨を健やかに保つなど、エストロゲンは女性の美と健康を守ります。

しかし、その分泌量は30代から少しずつ低下していき、40代から閉経を迎える50代にかけて急激に低下します。そして閉経後は、卵巣からの分泌がゼロになり、同年齢の男性のエストロゲン値よりも低くなります。エストロゲンの分泌量が急減する更年期には、ほてりや抑うつ症状など、身体的、精神的にさまざまな症状が現れる「更年期障害」が起こることもあります。

ホルモンDATA 14

エストロゲン

通称 美人ホルモン

分類 ステロイドホルモン

分泌する場所 卵巣（女性）、脂肪など

はたらく場所 全身

分泌するタイミング 月経後から排卵前にかけて分泌が高まる

主な役割

●排卵の準備をする
●女性らしい体をつくる
●髪を豊かにし、肌を柔らかくみずみずしく保つ
●骨を健康に保つ
●脂肪を付きにくくする
●**インスリン**（122ページ参照）や一酸化窒素の分泌を促す
●ビタミンDの活性化を促す

弱点

○30代後半から分泌量が減り、閉経すると卵巣からの分泌はゼロになる

倹約ホルモン・インスリン

File 15 食べるのも飲むのも限界知らず 体調には問題ないですが、体型に問題が

建設会社に勤務するG氏。仕事は絶好調で向かうところ敵なし。営業成績もトップで、取引先や後輩からも大人気で日々飲み歩き、パーッとお金を使っています。妻からは家計も健康も心配されますが、もともとどんぶり勘定が生き方の基本なので、妻の話は右から左へ聞き流しています。

世の中の「働き方改革」もどこ吹く風？とばかりに朝早くから朝食もろくにとらずに現場に行き、昼は忙しくて欠食、夜は残業か接待。接待の日も残業の日も、勢いで突入するので、もちろん家には連絡しません。

勢いよく飲む人ですから、宴会の席でも大活躍。どんなに飲んでもめったに酔うことはありません。ビールに日本酒、コース料理を平らげて、いい気分で帰宅すると、

妻が夕食を用意して待っているではありませんか！　妻の機嫌もキープしなければなりませんから、とりあえず食べます。

こんな日々を過ごしてきました。もともとスリムな体型でしたが、40歳を過ぎたあたりから、肥満か肥満でないか微妙な見た目となり、45歳になった今では、明らかな肥満となりました。妻は相変わらず心配して、いろんなことを言いますが、相変わらず聞き流しています。会社の健康診断はきちんと受けますが、結果は開封せず放置。

半年ほどたったある日、封がされたままの診断結果を開けた妻の驚きといったら！　C？　D？　目を疑うようなアルファベットが並んでいたのです。

「生活習慣の改善」とは、何をどこから変えればよいか分からない方が多いのです

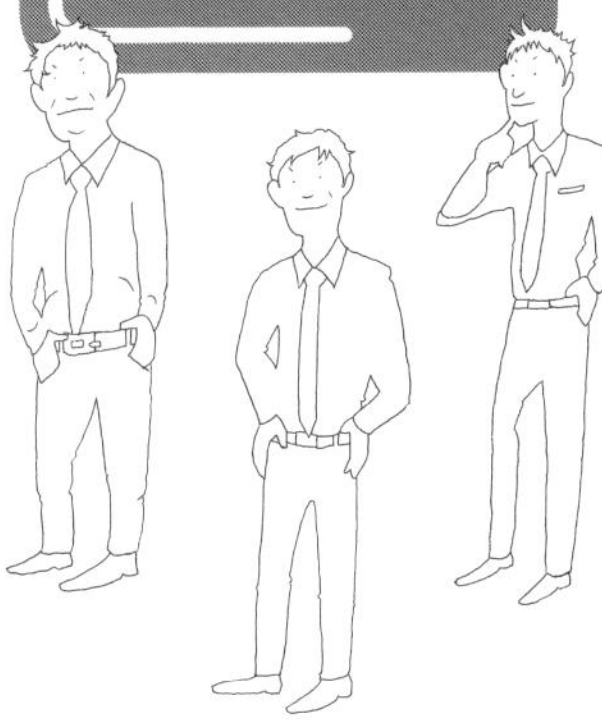

「好きなものを好きなだけ」をまず卒業〝カーボラスト〟をおすすめします

ホルモンに詳しくなくても、**インスリン**は聞いたことがあるという人は多いのではないでしょうか？　肥満からスタートして糖尿病になり、悪化していくと、インスリンを分泌することができなくなります。インスリンは血糖値が上がったときに、血糖値を下げるために分泌するホルモンです。インスリンを大事にするには、いつまでも好きなものを腹一杯食べるような食べ方は避けなくてはダメです。

炭水化物を摂ると刺激されてドーンと分泌されてしまうので、バランスよく食べることも大事です。インスリンの分泌を高めるホルモンが**インクレチン**（56ページ参照）です。ですから、インクレチンのはたらきを高める食べ方を心がけるとGOOD！　インクレチンのキーワードはミートファーストでしたね。僕はこれにプラスして炭水化物を最後に食べる〝カーボラスト〟も提唱しています。

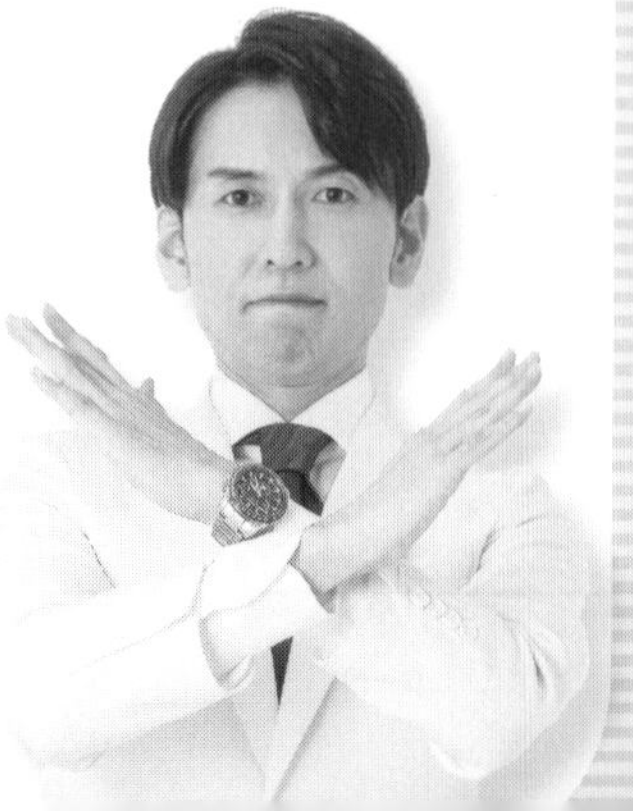

特に朝や、止むを得ず食事を抜いてしまったときなど、注意が必要です。お腹がすいているからといって、ドカ食いで炭水化物（糖質）を多量摂取すると、血糖値の急上昇↓インスリンの大量分泌↓血糖値の急降下という「血糖値スパイク」が起こります。これが糖尿病を進行させます。

これを起こさない食べ方は、空腹時に炭水化物（糖質）を食べるのは避け、魚や肉、野菜からゆっくり噛んで食べることです。食事の内容も、低糖質、高たんぱく、食物繊維をたっぷり、が基本です。

他には、**コルチゾール**（１４０ページ参照）が過剰になると、大量のインスリンが分泌されます。休養不足やストレス過多の生活はデブへまっしぐらなのです。人気者で、みんなに必要とされるＧさん。自分も大切にして、休養もとってくださいね。

ホルモンコントロール術

ご飯やパンはあと回しリラックスを心がける

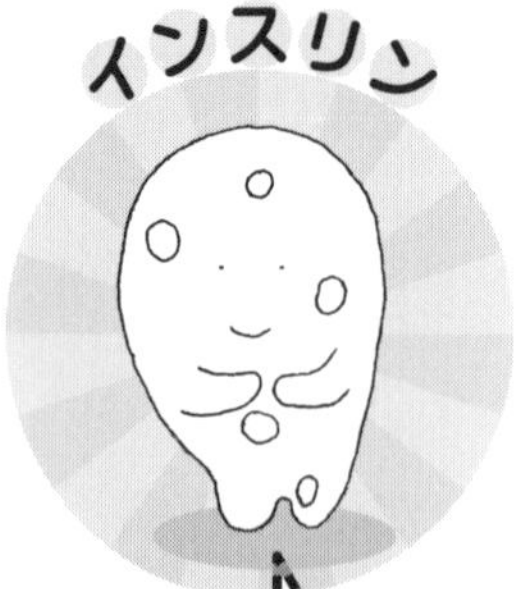

血糖値を下げるために大活躍でも過剰分泌は要注意

すい臓のβ細胞から分泌される**インスリン**。体内で唯一、血糖値を下げるホルモンです。食事をしてたくさんの糖（ブドウ糖）が血液中に入ってくると、インスリンは糖を細胞の中に誘導し、細胞はその糖をエネルギー源として利用します。

問題は、糖がたくさん入ってきたときです。血糖値を調節するインスリンが大量に分泌され、今度は一気に血糖値が低下して血糖値の乱高下が起こります。この現象は「血糖値スパイク」とも呼ばれ、これがくり返されると脂肪をため込みやすくなったり、有害な活性酸素が発生。やがて血管が傷ついて、ともすると動脈硬化から脳梗塞、心筋梗塞などの深刻な病気にもつながりかねません。

また、インスリンが不足したり効き目が悪かったりすると、血液中の糖を回収できなくなりどんどんたまっていきます。これが「高血糖」の状態で、糖尿病の原因になります。インスリンは生命維持に欠かせないホルモンですが、分泌過剰は健康を損なうことがあるのです。

ホルモンDATA 15

インスリン

通称 倹約ホルモン

分類 ペプチドホルモン

分泌する場所 すい臓

はたらく場所 全身

分泌するタイミング 食事をして血糖値が上昇したとき

主な役割

●血糖値を下げる
●ブドウ糖をエネルギーとして使えるようにする
●余分なブドウ糖を肝臓でグリコーゲンとして蓄える
●余分なブドウ糖を脂肪としてため込む
●たんぱく質の合成を促進する

弱点

○必要量の糖分を摂取していない場合、インスリンの作用により、低血糖の状態になり、手足のふるえや冷や汗をかくなどのサインが出る

骨ホルモン・オステオポンチン

File 16

50歳を境におとずれた体の変化
気持ちがついていけません

Uさんはインテリアコーディネーターとしてフリーランスで活動しています。もともと小柄で童顔、40代でまわりの友人が体型の変化に悩んでいる中、特に悩みもなく、スタイル抜群で肌もピチピチでした。ところが、50歳で閉経を迎えたのを境に、今までのツケがすべて回ってきたかのように、一気に変化がやってきたのです。

まず驚いたのが肌。周りからもほめられる白くてすべすべの肌は、ひそかにUさんの自慢でした。睡眠不足や日焼けで多少荒れることがあってもすぐに回復していました。それが、最近では、鏡を見るとがっくりくるほどの変わりよう。顔つきまで老けた感じです。

それだけではありません。小柄な見た目からは想像できないパワフルさで、いつも元気、めったに体調を崩さないUさんだったのに、以前にくらべて風邪を引きやすくなりました。しかも、いったん風邪を引くと、以前にくらべて、症状が重く、長引いてしまうのです。フリーランスですから、仕事に穴をあけられません。今までそういった不安もなく、仕事を継続してきたTさん。自分の体におとずれた変化に、気持ちがついていけません。

「この間まで、30代のころと大して見た目は変わらなかったのにな」

「こんな状態で、今のまま仕事をこなしていけるのかしら」

しばらく仕事を休もうかしら？　とまで思い悩んでいますが……。

「風邪を引きやすくなったな」と思ったときに注目してほしいホルモンです

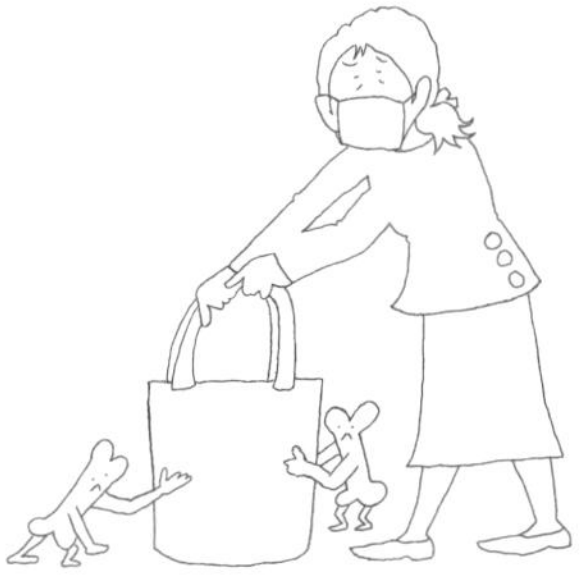

閉経後の女性の体調には〝骨ホルモン〟が関わっています

ホルモンの研究はどんどん進んでいます。さまざまな内臓がホルモンを出していることが判明している中、骨もホルモンを放出し、若さや健康に関わっていることが分かってきました。その骨の放出するホルモンのひとつに**オステオポンチン**というホルモンがあります。

骨《こつ》芽《が》細胞《さいぼう》から出されるオステオポンチンは、全身の免疫力強化に役立つとして研究が進められています。免疫力と若さは相関関係にあるのです。ただし、このホルモンも、過剰になると老化を進めてしまうとされていて、ほどよいバランスが保たれていることが大切です。骨は老化のペースメーカーであり、女性は閉経後の骨《こつ》粗鬆症《そしょうしょう》を防ぐこと、それが、骨から出されるホルモン分泌を適切に維持することにつながります。骨ホルモンは、免疫力維持の他、代謝のいい太りにくい体づくりにも役立ちま

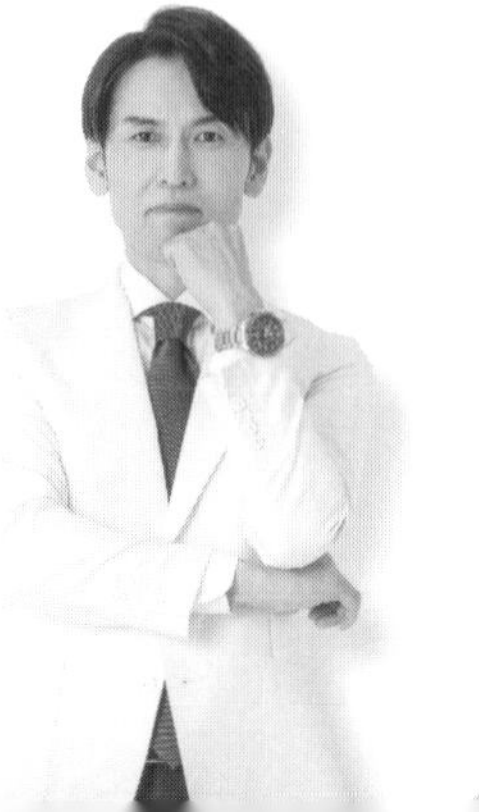

す。骨量が減ると骨細胞のはたらきが停滞し、肌も内臓も、脳も衰えてしまいます。

幸い、骨は代謝する臓器。〝骨活《ほねかつ》〟を習慣にすればよいのです。てっとり早いのが「かかと落とし」です。背伸びをしながら全身で大きく伸びをして、一気にかかとを落とすだけ。ひざに心配のある方や高齢の方は、椅子に座ってやれば安心です。一日30回やることを目標にしてください。骨には小さな衝撃が有効。小さくジャンプをくり返すことも骨活になります。

骨がスカスカになり、折れやすくなる骨粗鬆症は閉経後の女性に多い症状です。閉経後の女性は、女性ホルモンの枯渇により、骨量減少が始まります。例外なく始まるので、ホルモン補充療法を検討してもよいでしょう。骨折は健康寿命を左右しかねません。骨粗鬆症はしっかり治療することが大切です。

ホルモンコントロール術

かかと落としや軽いジャンプで骨に刺激を与える〝骨活〟を

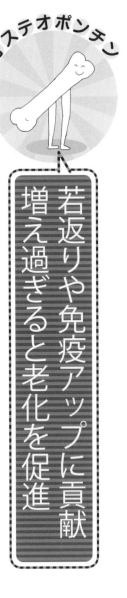

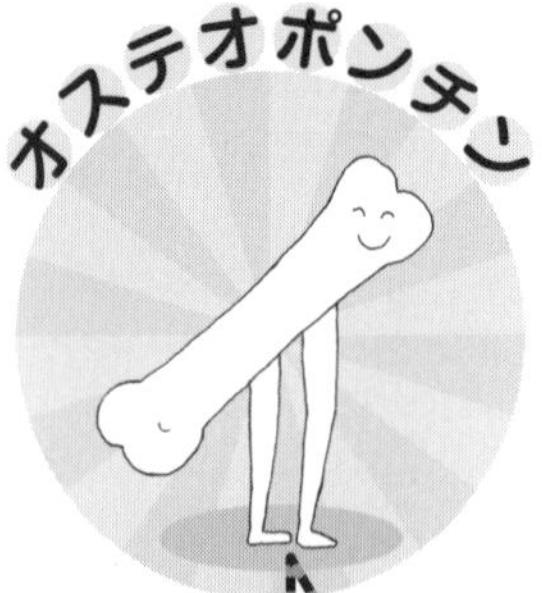

若返りや免疫アップに貢献
増え過ぎると老化を促進

40代後半ぐらいから衰えがちな骨。ですが、骨は体を支えるだけでなく、ホルモンを生み出す臓器でもあることが分かってきました。

近年「若返りホルモン」として話題となっているのが、骨芽細胞から出される骨ホルモンです。そのうちのひとつ**オステオポンチン**は、骨髄で血液をつくり出す造血《ぞうけつ》細胞の機能を若く保ち、免疫細胞の量をコントロールしています。つまり、骨が代謝する際に出るオステオポンチンは、白血球と連結し、全身の免疫アップに貢献しているのです。また、オステオポンチンは母乳中に最も多く含まれる成分でもあって、赤ちゃんの免疫にはたらきかけ、感染症やウイルスから守る役割を果たしています。

しかし、加齢や内臓脂肪の増加とともに、免疫細胞からオステオポンチンが大量放出されると、一転して老化や慢性疾患が進んでしまうという不都合な状況が現れます。未だ研究途中のオステオポンチンと老化の関係。解明されることで、またひとつ若さを保つ有益な方法が見つかるかもしれません。

ホルモン DATA 16

オステオポンチン

通称 骨ホルモン

分類 ペプチドホルモン

分泌する場所 骨芽細胞、母乳中の細胞など

はたらく場所 全身

分泌するタイミング 骨が代謝されるとき。骨に刺激を与えることで骨芽細胞がはたらき、オステオポンチンも増えると考えられている

主な役割

- カルシウムとコラーゲンを結合し骨を形成する
- 造血細胞の機能を保つ
- 傷を治すために免疫を活性化する
- 免疫にはたらきかけ、ウイルスや感染症から体を守る

弱点

○過剰分泌すると慢性炎症やまれに免疫異常を引き起こす
○種類によって老化を促進したり、生活習慣病のリスクを上昇させる

カルシウム吸収ホルモン・ビタミンD

File 17
こわい感染症の流行
感染する人としない人の違いは？

受験生の息子を抱える専業主婦のCさん。長男のBくんは、県内でも有数の進学校でトップクラスの成績を保っています。今年はいよいよ大学受験。これまで部活をやりながら、勉強も必死にとり組んできたBくんにはぜひいい結果を残してもらいたいと思っています。

Cさん自身もどうしたらBくんが勉強に集中できるのか、どうしたら気持ちが前向きになるのか、いろいろ調べて毎日の食事にも気を遣ってきました。

ただ、Cさんが心配しているのが、Bくんはどうも冬になると風邪を引きがちなことです。もし本番で風邪を引いてしまったら、もとも子もありません。

Cさんが心配するのには、理由があります。Cさんが受験生だった年、インフルエンザが大流行しました。うがい、手洗い、気を付けていましたが、第一志望受験の日の直前にインフルエンザにかかってしまい、その大学の受験を断念したのです。

受験は一生に関わることですから、「運が悪かった」のひと言では済まされません。風邪ならまだしも、インフルエンザになってしまったら受験会場に出かけることすらできません。悔しい思いをするのは目に見えています。

「Bくんに自分の二の舞を踏ませたくない」

インフルエンザにかかりにくい体にするには、どうしたらよいのか、気になって仕方がありません。

感染する人としない人の違いにもホルモンのはたらきが関係しているといわれています

ビタミンDの血中濃度が高い子どもはインフルエンザにかかりにくいといわれています

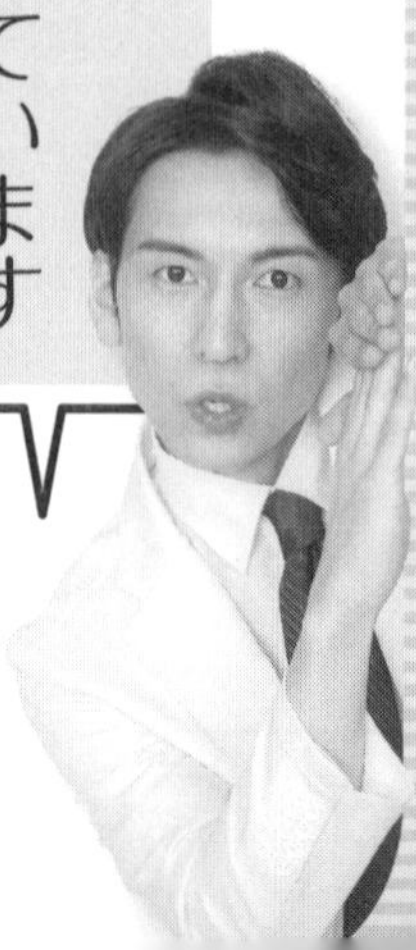

免疫レベルを保つため、特に意識して摂りたい栄養素はたんぱく質とビタミンDです。**ビタミンD**の血中濃度が高い子どもは、ひと冬にかかるインフルエンザの頻度が低いという研究報告があります。

そしてたんぱく質は、体をつくる材料ですが、免疫のもとになる「抗体」やホルモンの材料にもなるのでしっかり摂っておくことが肝要です。

ビタミンDは栄養素という認識のある方がほとんどだと思いますが、機能が多様で、最近ではホルモンと認識されています。ホルモンは健康な人であれば自分でつくることはできますが、ビタミンDはホルモンでありながら、体内だけでは充分な量をつくることができません。よって、外から摂取しないとならない物質です。

効率よく摂れるのは魚です。しらす干し、サケ、イワシ、サンマなどにたくさん含まれています。しいたけにも含まれていますが、植物由来のビタミンDと動物由来のビタミンDとでは吸収率が異なり、動物性のほうが効率がよいのです。

また、食事だけでなく、日光浴で必要量の80～90％は体内でつくることができます。美容のためにと、日焼け止め、帽子、黒ずくめの服などで、紫外線を徹底的にブロックしている女性もいますが、ビタミンD不足になると、結果的にカルシウムも不足する可能性があります。というのは、カルシウムは骨のもととなる成分ですが、カルシウムが体に吸収されるには、ビタミンDの力が必要なのです。

一日30分程度の、散歩、スポーツ観戦、ガーデニングなど、日光に当たる機会をつくってください。木陰でお弁当を食べるだけでも効果はあります。

ホルモンコントロール術

毎日しらす干しをひとつまみまたは一日30分の日光浴を

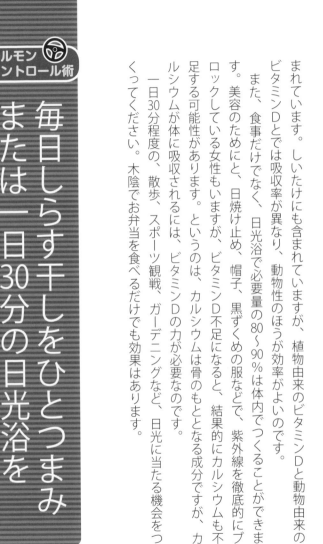

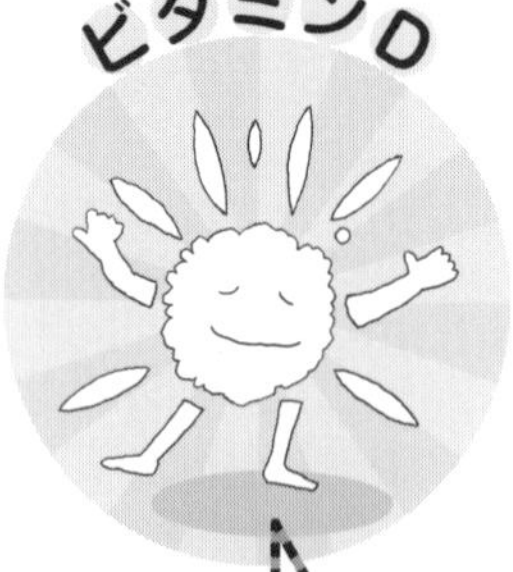

日光浴で増やせるホルモン骨活にもおすすめ

ビタミンDは、脂溶性ビタミンの一種です。主なはたらきは、小腸からのカルシウムやリンの吸収をよくして、血中のカルシウムやリンの濃度を適切な量に保つこと。それによって歯や骨を強くします。

ドイツやオーストラリアなどでは、赤ちゃんが生まれると全員にビタミンDの液体が配布されるほど、公衆衛生上重要な栄養素として認識されています。ビタミンDが不足すると骨がスカスカの状態になり、折れやすくなる「骨粗鬆症」になりやすくなります。

ビタミンは通常、体内で合成できないため、食事から摂取する必要があります。ところがビタミンDだけは、日光を皮膚に浴びることで、体内で合成できます。体内で合成できるのでホルモンの仲間でもあるのです。

近年、ビタミンDの研究が進み、筋肉疲労や筋肉痛の改善、免疫や精神、脳の健康にも関連していることが分かってきており、その機能に注目が集まっています。

ホルモンDATA 17

ビタミンD

通称 カルシウム吸収ホルモン
分類 ステロイドホルモン
分泌する場所 皮膚
はたらく場所 腸
分泌するタイミング 紫外線を浴びたとき。食事からも摂れる

主な役割

- ●腸管でのカルシウムの吸収を高める
- ●骨をつくる細胞を活性化し、歯や骨の形成を助ける
- ●血液中のカルシウム濃度を一定に保つ
- ●ビタミンAの吸収を助ける

弱点

○加齢によって減少する可能性がある

File 18

ストレスホルモン・コルチゾール

尋常ではないストレスで何もしたくない病に

Ｊさんは、料理人になりたくて高校卒業後に単身で渡仏。伝手をたどって星付きレストランで仕事をしながら、料理学校でも学び、首席で卒業。晴れて帰国して、日本の有名レストランに就職が決まりました。

希望に胸を膨らませて出勤した一日め。そのあまりの職場環境にショックで倒れそうになりました。目も回るような忙しさ、いじわるな先輩、飛んでくる罵声。

このままずっとここにいるのは無理かもしれないな、と思ったＪさんは、とりあえず三年だけがんばろう、と決めました。仕事が終わったあと、ワインを飲みながら好きな映画を見て気分転換をして、自分を励ましました。毎日前向きに、なんとか乗り切ろうと必死でしたが、一週間経ったころ、三年は無理かもしれない、と思い始めました。それでも、必死で努力してつかんだ憧れの職場です。せめて一年は……。ところが、なんとかがんばってひと月たったころ、朝起きるのがどうにもつらくなり、シフトの時間に遅刻するようになりました。Jさんへの風当たりはますます強くなり、さらにひと月たつと、仕事中めまいがするようになりました。

病院へ行っても何も異常はありません。仕事が終わったあとは、疲れ切って、ワインも飲みたくなければ、映画も見たくなくなりました。

そのうち出勤することが困難になってきました。厨房で料理をできることは何よりの喜びだったのに、一切料理をしたくなくなってしまったのです。入店して三ヵ月、Jさんは料理どころか、朝起きて顔を洗うことすらできなくなっていました。

何重にも積み重なってしまった疲れ、ホルモンコントロールでとり除きましょう

ストレスでコルチゾールが過剰に副腎疲労の状態です

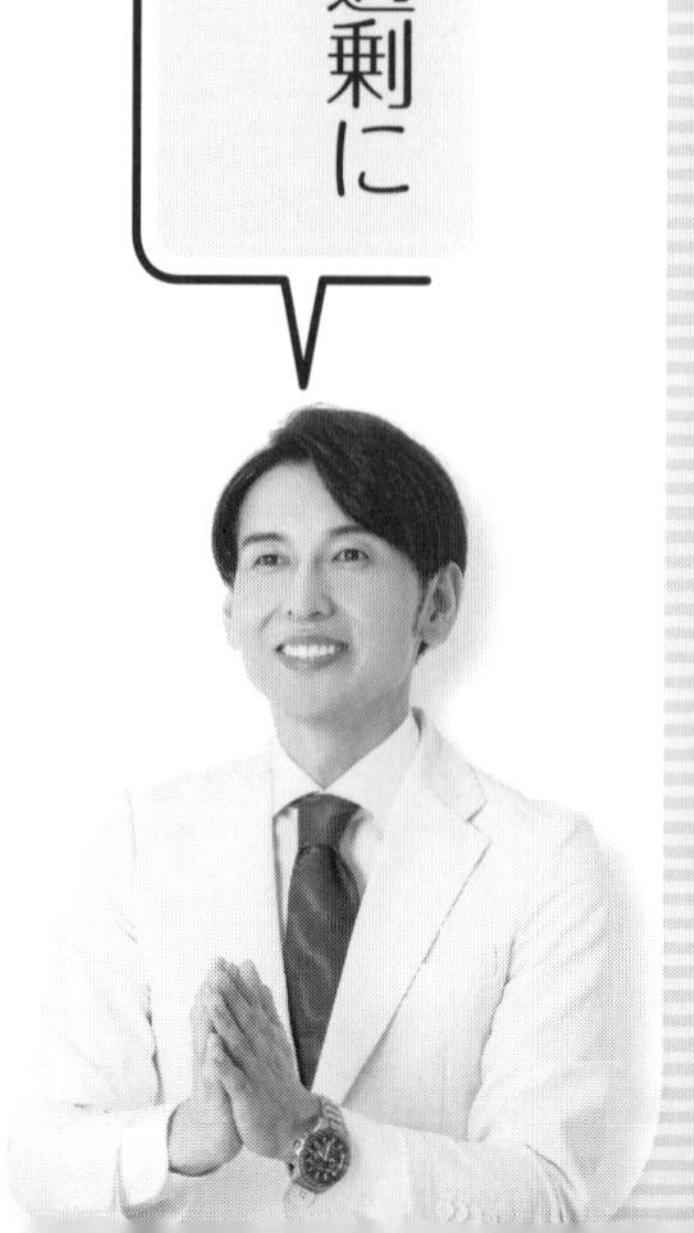

コルチゾールはイライラやストレスで増えるホルモンです。ストレスホルモンと呼ばれていますが、実は、体と心のストレスに対抗して、炎症などから体を守り修復するはたらきもあります。具体的には、免疫力を高める成長ホルモンの作用を強めたり、「糖新生《とうしんせい》」といって、血中でブドウ糖が不足したときに、脂肪を燃やして肝臓でブドウ糖をつくり出したりしています。また、朝シャキッと起きられるように、自律神経を調節するはたらきもあります。

しかし、ストレスが増えると過剰に分泌されるようになります。この状態が続くと、コルチゾールを分泌する副腎が疲れてきて、分泌量が減ったり、はたらきが悪くなったりします。こうなると、**アドレナリン**（74ページ参照）、**ドーパミン**（86ページ）、**テストステロン**（92ページ）や**エストロゲン**（116ページ）などの分泌にも支障をきたすようになります。ですから、コルチゾールは、適度に分泌されることが大切なのです。その秘訣は、7時間の睡眠時間を確保すること、自分のペースを大事にすること、その日の疲れはその日のうちにリカバリーすること、などです。

また、マインドフルネスと呼ばれるプチ瞑想法もおすすめです。過去や未来を気にせず、頭を無にしてとにかく今に集中することもコルチゾールを減らします。

おそらくJさんは目の回るような忙しさで自分のペースどころではなかったでしょうし、リカバリーできないまま翌日またがんばっていたのでしょう。そしてご自分の過去の努力や、将来を考え、とにかくがんばらなければ、と強い意志を持っていたことでしょう。でも、どうにもならないときは、過去や未来を切り離して、今、この一瞬だけを見ることで、きっと楽になれるはずです。

ホルモンコントロール術

一日7時間の睡眠を確保 マインドフルネスで気持ちを楽に

コルチゾール

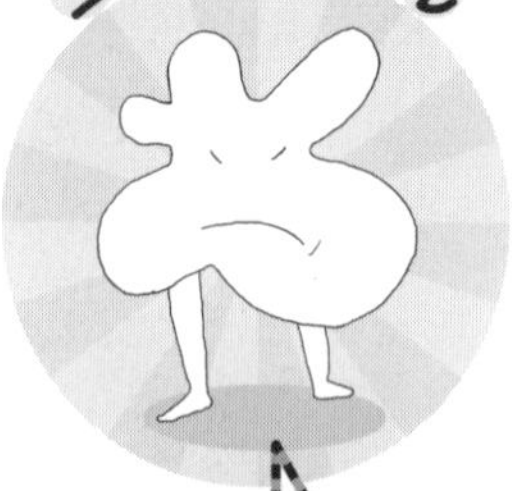

いやな思いをすると分泌され
ストレスから体を守る

ストレスの多い現代社会で、ストレスの火消し役として奔走するのが**コルチゾール**です。日中に襲ってくるストレスに対処するため、起床後に大量に分泌されます。

適度なストレスは、生活にハリを持たせてくれますが、長期に及ぶ過度なストレスは心身に悪影響を与えます。自律神経のはたらきが乱れたり、体内で炎症反応が増えたり、さまざまな不調を引き起こします。そこで体は、ストレスホルモンを出して、ストレスに対処しているのです。いろいろあるストレスホルモンの中でも、コルチゾールは脳の機能低下や血糖値の低下などを防ぎつつ、炎症やアレルギー、免疫機能を抑制するはたらきをしています。そして、ストレスの増加によって分泌量もアップ。ただし、あまりにもストレスが強いと、コルチゾールが過剰に分泌され続け、逆にさまざまな疾患や疲労感、うつ病、老化症状といった不調を引き起こします。

また、コルチゾールは免疫機能を抑制するはたらきもあります。ですから、ストレスが増えすぎると感染症にかかりやすくなってしまいます。

ホルモンDATA 18

コルチゾール

通称 ストレスホルモン

分類 ステロイドホルモン

分泌する場所 副腎

はたらく場所 全身

分泌するタイミング 起床時に大量分泌される。ストレスが増えると分泌が高まる

主な役割

- ストレスに対抗する
- 肝臓で糖を生成する
- 筋肉でのたんぱく質代謝や脂肪の分解など代謝を促進する
- 炎症やアレルギーを抑える
- 免疫機能を抑える
- 成長ホルモンのはたらきを強める
- 筋肉を減らし脂肪をため込む

弱点

○過剰でも少なくても支障をきたす

File 19

筋肉ホルモン・マイオカイン

スイーツとパソコンがあれば満足
引きこもりすぎると逆に疲れるって本当⁉

Wさんは、通信販売の会社ではたらいています。以前はMDのアシスタントとして、カタログの撮影に立ち会ったり、イベントで顧客のアテンドをしたり、それなりに刺激がありました。今は部署が変わり、オペレーターとして、ほぼ終日デスクに座りっぱなしの毎日を送っています。

昔から運動が嫌いだったというWさん。趣味はスイーツめぐり。といってもネット専門で、休みの日の楽しみといえば、お取り寄せした、とっておきのスイーツを食べながら、動画配信でお気に入りのドラマを心ゆくまで見ること。

今年30歳になりましたが、20代のころとくらべて体型はそれほど変わっていません。でも、最近職場で同僚からしょっちゅう

「なんか顔疲れてない？」

と言われるのです。今の部署に移って3年。最初のうちは、デスクに向かうだけの仕事はつまらないなあ、と思っていましたが、今ではそれにも慣れ、もう昔の仕事には戻れないな、と思うことも。確かに鏡を見ると、ここ一年ほどで顔の印象が変わったような……。どう変わったかというと、疲れた感じ。そう、老けたのです！

うっすらと危機感は感じていましたが、かといって簡単に部署移動はできないし、休みの日の至福の時間も変えたくはありません。このままWさんは老けていくしかないのでしょうか。


顔に出る疲労感をふきとばす方法があるんです！

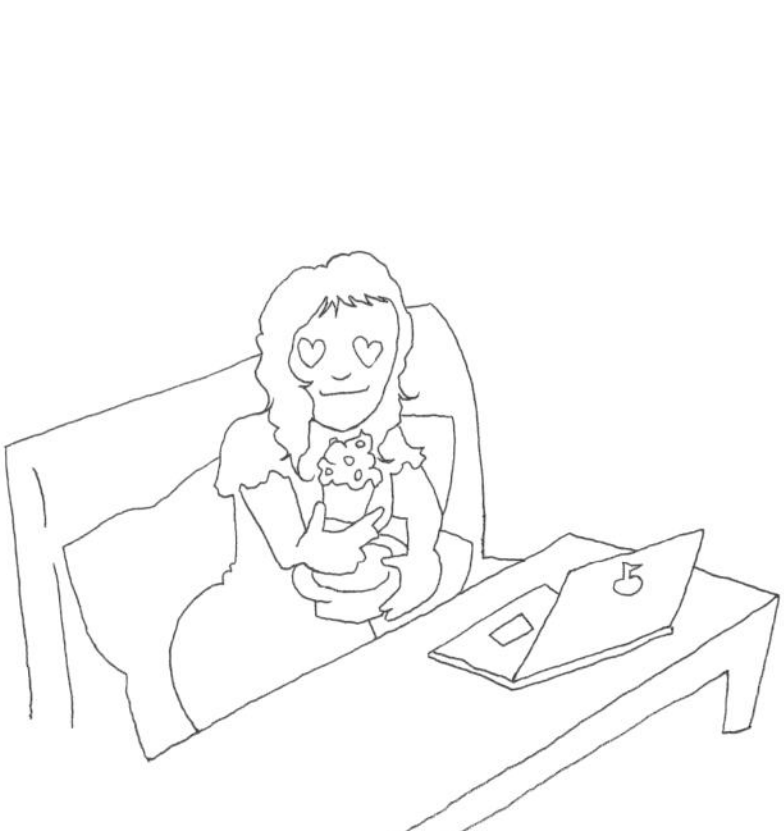

日常生活でできる無理のない運動で疲労感とお別れしましょう

ＭＤ時代のＷさんの日常は実に理想的です。仕事の一環として体を動かすことは、あえてジムに行ってトレーニングするよりずっと効率がいいのです。

「運動すると若返る」というのは事実です。近年そのカギのひとつは、**マイオカイン**というホルモンなのではないかといわれています。

マイオカインは筋肉を動かすことで分泌される、骨格筋から出されるホルモン様物質の総称です。まだすべてが分かっているわけではありませんが、「若返りホルモン」として期待されています。

筋トレをすれば、マイオカインは分泌されます。ただ、見た目の問題もあるので、むきむきのボディビルダーのような体をめざすより、筋肉の質を向上させることに集中するとよいでしょう。筋肉の重量として大きいのは、下肢の筋肉。これを鍛えると

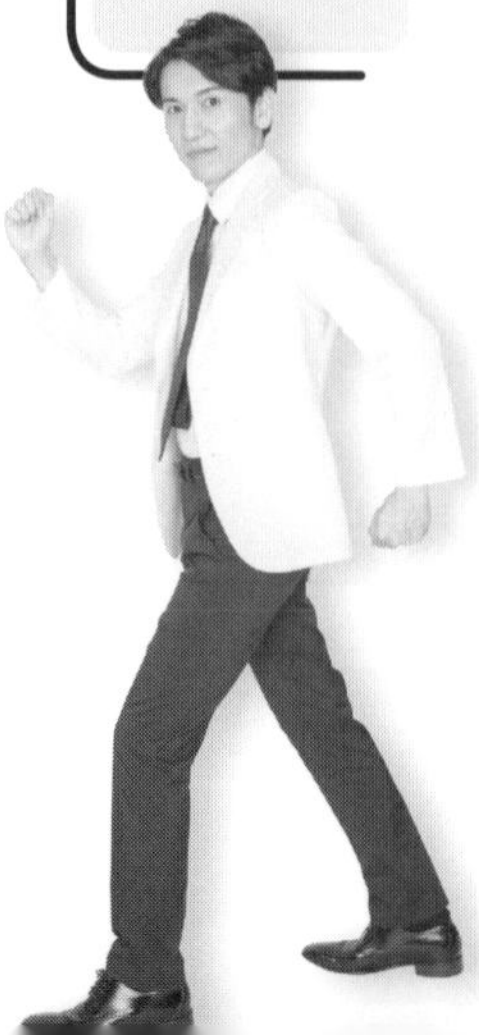

ホルモンコントロール術

筋トレで若返りホルモンを出す 椅子にゆっくり座ってさっと立つだけ

マイオカインの分泌がアップし、若返り効果を狙えます。

僕がおすすめしているのは、〝7秒座るだけダイエット〟です。

① 背筋と両腕は伸ばしたまま7秒数えながらゆっくり椅子に座る（座る位置は座面の前側三分の一）。このとき重心はかかとに乗せ、ゆっくりそっと座る

② 椅子にお尻が着いたら、1秒ですっと立ち上がる

これを10回くり返すだけです。これなら、Wさんも仕事の合間にできますよね。キャスターつきの椅子は避けて、安定した椅子で行ってください。

7秒がキツければ、3秒から始めても構いません。ゆっくり座ることで筋肉の質を上げることが目的なのですから、続けていくうちに7秒かけてできるようになってきます。筋肉痛のときは、筋肉が大きくなるための回復期なので休んで大丈夫です。

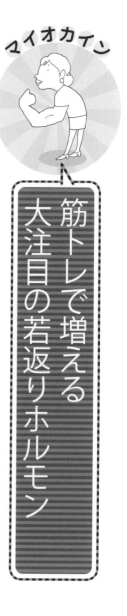

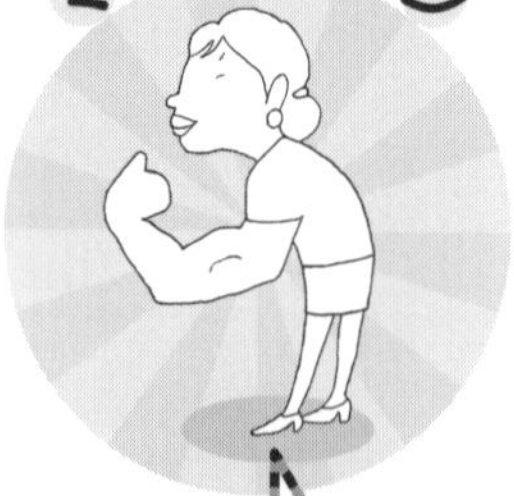

筋トレで増える大注目の若返りホルモン

運動が健康にいいことは、今や誰もが知る事実。運動で脂肪を燃焼し、肥満を解消することで、生活習慣病を予防する効果が認められています。しかし、運動をすることでなぜ健康がもたらされるのか、というメカニズムについては、まだ解明されていないことも多いようです。

そんな中、骨格筋そのものから分泌されたり、筋肉を動かして鍛えることで分泌されるホルモンが注目を集めています。これらのホルモンの総称が**マイオカイン**で、別名「筋肉作動物質」とも呼ばれています。その数は、分かっているだけでも20種類以上あります。筋肉や骨の成長を促すマイオカインもあれば、うつ症状や認知機能を改善するマイオカインも。その他、糖代謝アップや動脈硬化予防、免疫系強化、がん細胞の増殖抑制なども期待できるといわれています。

夢の若返りホルモン、マイオカインを生み出すのは筋肉であり、分泌を増やすには、下半身の大きな筋肉を鍛える筋トレが有効とされています。

ホルモン DATA 19

マイオカイン

通称 筋肉ホルモン

分類 ペプチドホルモン

分泌する場所 筋肉

はたらく場所 全身

分泌するタイミング 筋肉に運動刺激が加わったとき。下半身の筋トレで分泌量が増えると考えられている

主な役割

- 筋力や骨力の向上
- 抗炎症性の向上
- 脂肪分解、糖代謝アップ
- 認知機能、動脈硬化予防
- 免疫系の強化
- うつ症状の改善
- がん細胞の増殖抑制

弱点

○まだ分からないことが多い

File 20 睡眠ホルモン・メラトニン

朝すっきり起きられず一日どんよりと疲れています

Nさんは、30代で飲食チェーンのマネジャーをしています。20代はずっと店舗勤務で、夕方出勤して明け方帰宅する生活でした。30代になって経営本部に異動となり、いくつかの店舗のマネジメントをまかされることになりました。現場から経営本部へ、まさに栄転です。

Nさん自身もやる気になり、出勤初日の前夜、翌日の9時出社に合わせて早めにベッドに行きました。ベッドの中でスマホを使ってマニュアルをしっかりチェックして安心して寝ることに。ところが、まったく眠れません。翌日寝不足のまま出勤し、なんとか業務をこなして早めに帰宅しました。今までの出勤時刻とほぼ同じ時刻です。早く寝ようと思っていましたが、どうも夜になると目が冴えてしまい、まったく眠くなりません。仕方なく暇つぶしにスマホをいじっていたら、深夜になってしまいました。睡眠時間は4時間。翌朝なかなか起きられず、寝不足のまま出勤することに……。

経営本部に異動して一ヵ月経ったNさん。毎日気を付けているのに、一向に体内時計を昼間の勤務時間に合わせることができません。夜になると頭がすっかり覚醒モードになってしまうのです。いいかげん疲れもたまってきました。勤務中にうとうとしてしまうこともあり、最近はミスも増えてきました。自分はなぜこんなに対応できないのだろう？　このままでは仕事にも支障がでてしまう、と焦るばかりです。

昼夜逆転の暮らしをリセットすれば疲れはとれます

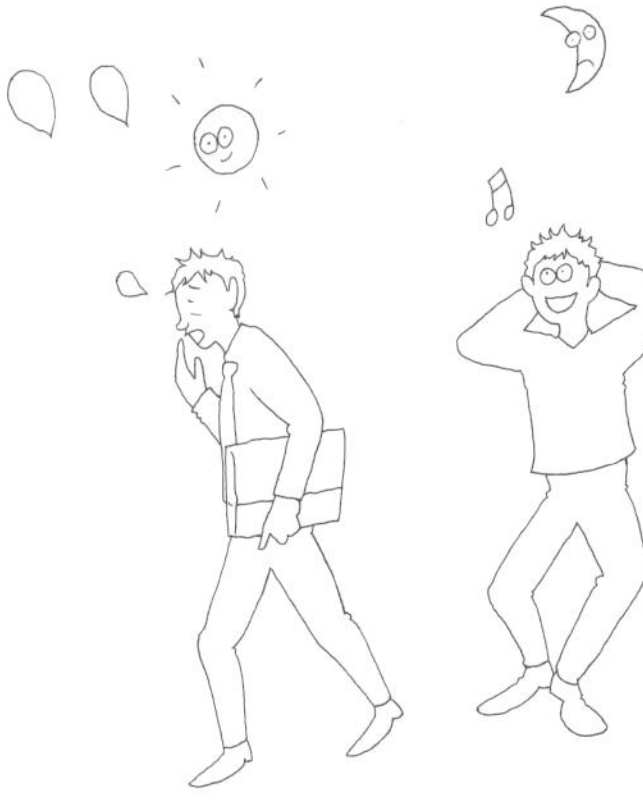

睡眠を司るホルモンは光で朝と夜を判断します

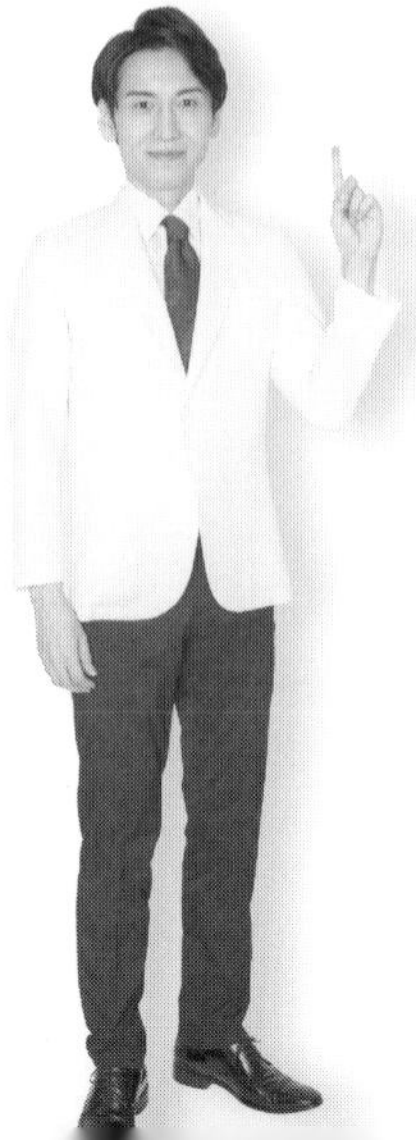

睡眠ホルモンの分泌が乱れていることが原因です。睡眠ホルモンとは**メラトニン**といって、「夜が来たぞー」と体に教え、眠る準備をさせるホルモンです。

また、ストレスホルモンとして登場した**コルチゾール**（１４０ページ参照）は、体内時計に支配されており、起床時間から逆算して分泌が高まります。コルチゾールの分泌が高まると、交感神経が活発になり自然と目が覚めます。このメラトニンとコルチゾールが睡眠のカギとなります。

メラトニンは朝日を浴びた14～16時間後ぐらいから分泌され始め、体を徐々に眠くさせます。ですから、朝日を浴びた状態と同じような状態を光でつくることで、体内時計をうまくはたらかせることができるのです。

同じように、夜中に明るい光を見ることも分泌を妨げます。スマホの画面から出る

ホルモンコントロール術

21時以降は間接照明にする　寝る2時間前からスマホ禁止

ブルーライトは、脳を興奮させ、睡眠リズムを乱すので、夜見てはいけません。パソコン、メールチェックは夜ではなく朝起きてからの習慣にしましょう。

夜は、就寝に備えて、副交感神経を優位にしていく時間です。間接照明にしてゆったり過ごす、ストレッチや入浴などでリラックスする、といった過ごし方をおすすめします。

メラトニンとコルチゾール、この二つのホルモンの連携をスムーズにするためにも、夜の過ごし方、夜の環境づくりが大切です。入浴する→パジャマに着替える→寝室にいく　など、寝る前のルーティンを決めておくことも有効。ベッドは、寝るためのスペースです。スマホの持ち込みは禁止ですよ。

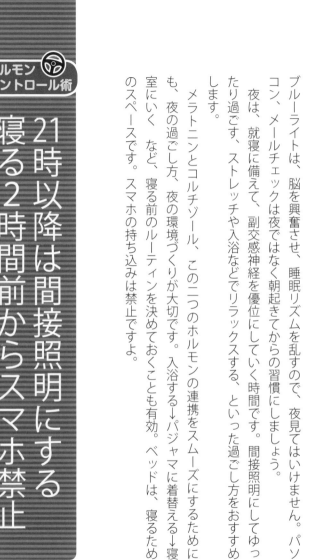

メラトニン

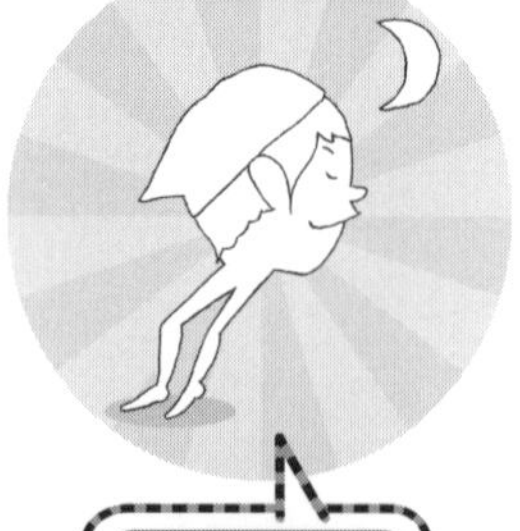

夜になると脳を鎮め眠りを促すホルモン

朝に目覚め、夜に眠るという一日のリズムは、体内時計のはたらきによるものです。そして、体内時計が夜になると自然に分泌が高まるホルモンが**メラトニン**。脳の松果体《しょうかたい》から分泌されると脳の興奮を鎮め、体温を下げることで眠気を誘うはたらきがあります。ちなみに、鳥類では、メラトニンが渡りのタイミングや季節性の繁殖など、季節のリズム調節にも関わっています。

メラトニンの分泌量は、目の網膜が受ける光の量に制御されています。朝日を浴びると分泌が抑制され、体は活動モードに。それから約14～15時間後に、メラトニンの分泌がスタートするという仕組みです。よって、夜に明るい光を浴びると、寝つきが悪い、熟睡できないなど睡眠障害の原因に。質のよい睡眠をとるためには、夜は暗い場所で眠ることがポイントになります。

その他、メラトニンは、老化の原因となる活性酸素を消去し、抗酸化作用を発揮。さらに糖や脂質の代謝にも関わっている、アンチエイジングホルモンでもあります。

ホルモンDATA 20

メラトニン

通称 睡眠ホルモン

分類 アミノ酸誘導体ホルモン

分泌する場所 脳

はたらく場所 脳

分泌するタイミング 夜、暗くなると分泌が高まる。**セロトニン**（104ページ参照）からつくられる

主な役割

- ●質の高い睡眠をもたらす
- ●生体リズムを調節する
- ●眠るための準備として深部体温を低下させる
- ●活性酸素（増えると老化を促進する）を除去する

弱点

- ○年齢とともに減少する
- ○明るい光で分泌が抑制される

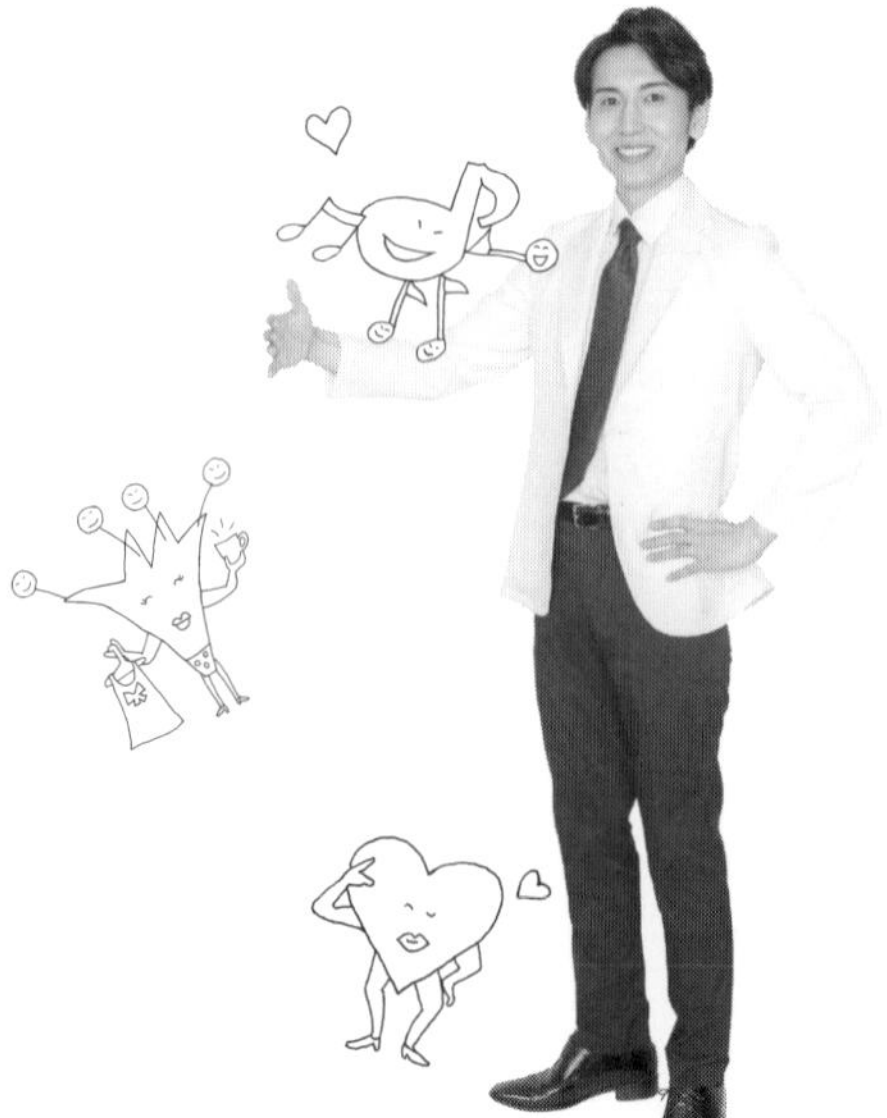

第三部

ホルモンにはたらきかけるもの

【漢方】

日ごろ漢方外来で多く患者さんを診療しています。
漢方は、含まれている成分がホルモンに
直接はたらきかけます。
薬局やスーパーでも買えるものを
ご紹介します。

人参養栄湯《にんじんようえいとう》

アディポネクチン《やせホルモン》を増やす

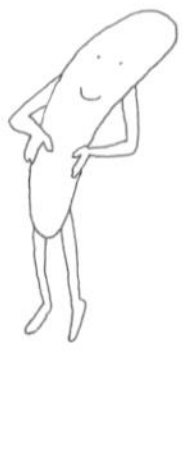

消化器のはたらきを高めて、栄養を体のすみずみにいきわたらせてくれる漢方。身体虚弱、精神不安、不眠などに効果的。
人参養栄湯に含まれる黄耆（おうぎ=アストラガロシド）という成分が、アディポネクチンを増加させることが分かっています。

加味帰脾湯《かみきひとう》

愛情ホルモン
オキシトシンを増やす

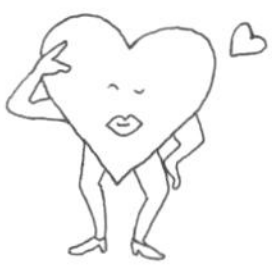

消化器のはたらきを高めて、不安や緊張、イライラ感をしずめてくれます。身体虚弱、貧血、不眠などに効果的。
最新の研究で、オキシトシンの分泌を高めてくれる漢方として注目されています。

六君子湯《りっくんしとう》

空腹ホルモン
グレリンを増やす

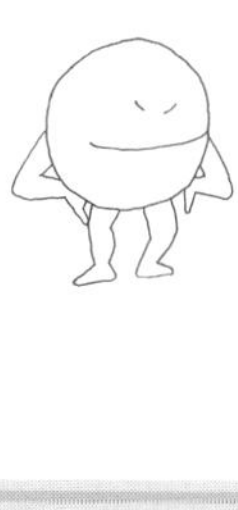

食が細い方向け。水分代謝を高めて、むくみを改善。冷え性、胃腸虚弱、食欲増進に効果的。
六君子湯は主に八種の生薬が調合されていますが、その中の陳皮（ちんぴ＝みかんの皮）がグレリンの分泌を促進します。

【アロマ】

香りの成分がはたらきかけることで、
ホルモンが分泌されることもあります。
精油の扱いには注意が必要ですが、
手軽に使えるハンドクリームや
キャンドルでも効果があります。

森林系
ジュニパー、サイプレス、パインなど

やる気ホルモン ノルアドレナリンを増やす

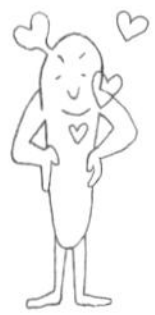

森を思わせるような香りが、ノルアドレナリンの分泌を高めて、気持ちを落ち着かせてくれます。いまいちやる気が出ないときや緊張を和らげたいときに効果的です。

◆**サイプレス**：すっきりとした香り。イライラを抑えて、気持ちを落ち着かせてくれます。

◆**ジュニパー**：お酒のジンの香り付けに使われるさわやかな香り。集中力を高めてくれます。

◆**パイン（松）**：すがすがしい香り。落ち込んでいるとき、元気になりたいときにおすすめ。

柑橘系

レモングラス、レモン、グレープフルーツなど

快楽ホルモン **ドーパミン** を増やす

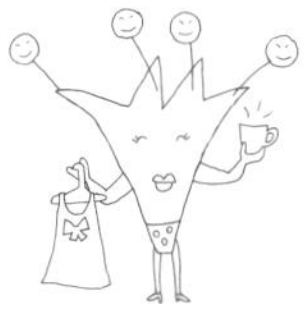

柑橘に含まれるリモネンなどの香りが、脳を刺激してドーパミンの分泌を高め、気分をリフレッシュさせてくれます。

◆**レモングラス**：清涼感あふれる香り。ストレスを軽減してリフレッシュさせてくれます。

◆**レモン**：フレッシュな香り。集中力を高めたいときに、頭をシャキッとさせてくれます。

◆**グレープフルーツ**：みずみずしい香り。気持ちを前向きにしたいときにおすすめ。

深み系

イランイラン、クラリセージ、ローズなど

脳内麻薬ホルモン **βエンドルフィン** を増やす

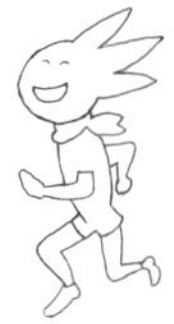

独特な深みのある香りは、古くから性欲を高める媚薬として用いられてきました。βエンドルフィンの分泌を高めてくれます。

◆**イランイラン**：香水にも利用されている甘くて濃厚な香り。気分を高揚させてくれます。

◆**クラリセージ**：ワインの香り付けに使われてきた深みのある香り。幸福感をもたらします。

◆**ローズ**：クレオパトラにも愛されたという甘くて芳醇な香り。自信を持たせてくれます。

【飲み物】

飲み物は手軽にとることができるので、
暮らしの中に便利にとり入れられます。
仕事や勉強の合間や、
リラックスした時間にゆっくり飲むことで、
ホルモンコントロールをしましょう。

緑茶

セロトニン《幸せホルモン》を増やす

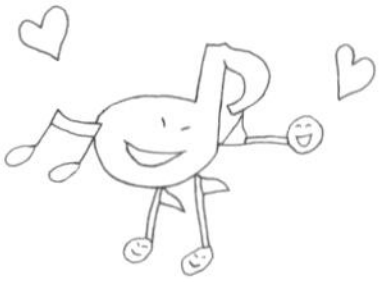

緑茶に含まれるテアニンという成分が心を穏やかにするといわれています。テアニンはアミノ酸の一種で、セロトニンの分泌を促進します。なお、緑茶にはカフェインが含まれますが、お湯出しするとカフェインが増え、水出しするとテアニンが増えます。

ハーブティー

セントジョーンズワート（西洋弟切草）

セロトニン《幸せホルモン》を増やす

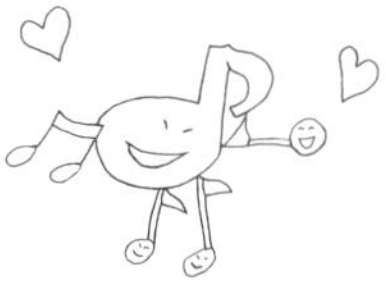

セントジョーンズワートは古くからヨーロッパで、うつ病の民間療法に用いられてきました。現在でもセントジョーンズワートのハーブティーは、ヨーロッパでは「気持ちを明るくするお茶」として親しまれています。

ハーブティー

オレンジピール

グレリン《空腹ホルモン》を増やす

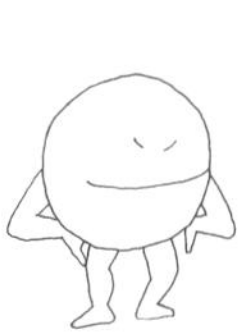

オレンジの皮を乾燥させたオレンジピールは、漢方に処方される陳皮（みかんの皮を乾燥させたもの／161ページ参照）と同じで、グレリンの分泌を高めます。気持ちが落ち着かないときや、食欲がわかないときにおすすめです。

コーヒー

快楽ホルモン
ドーパミンを増やす

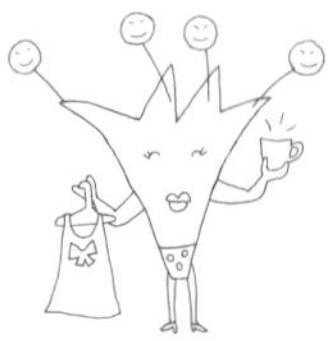

コーヒーに含まれるカフェインが、ドーパミンの分泌を促進するといわれています。仕事や勉強の合間のブレイクには、チョコレートやアーモンドなどドーパミンを増やす食品（168ページ参照）と一緒にとるとさらに効果的。

ビール

美人ホルモン
エストロゲンと似たはたらきをする

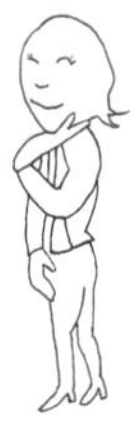

ビールのホップに含まれる成分に、フィストロゲンというものがありますが、この成分が美人ホルモン・エストロゲンと似たはたらきをするといわれています。更年期の症状の緩和や、気持ちの安定などに役立ちそうです。

【食品中の成分】

食品に含まれる成分のはたらきかけで、
ホルモンが分泌される場合と、
逆に、軽減される場合があります。
またその成分自体がホルモンと似たようなはたらきを
する場合もあります。

ヒスチジン

含まれる食品：青魚、鶏胸肉、乳製品、大豆製品など

咀嚼ホルモン ヒスタミンを増やす

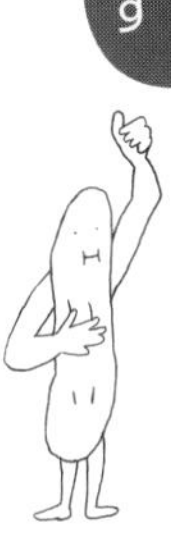

ヒスタミンは食品から摂ることはできません。でも、ヒスチジンという物質なら、食品からとって体内でヒスタミンをつくることができます。ヒスチジンは、必須アミノ酸のひとつで、日常的に食品から摂ることで、脂肪燃焼、食欲抑制効果などが期待できます。

チロシン

含まれる食品：チョコレート、アーモンド、チーズ、バナナ、りんご、しいたけ、豚肉、大豆製品など

快楽ホルモン ドーパミンを増やす

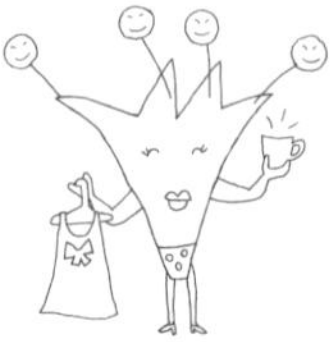

チロシンはアミノ酸の一種で、チーズから発見された成分です。精神の安定に役立つといわれています。食品から摂ることで、体内でドーパミンを生成する材料になります。

GABA

含まれる食品：トマト、じゃがいも、なす、果物、発酵食品など

ストレスホルモン コルチゾールを減らす

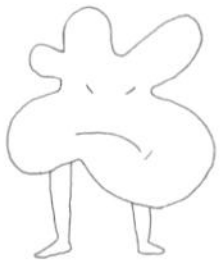

GABAは、アミノ酸の一種で、野菜や果物、発酵食品などに含まれています。GABAを摂ると、ストレスホルモン・コルチゾールにはたらきかけるので、疲労やストレスを軽減することができるといわれています。

オスモチン

含まれる食品：トマト、キウイ、りんご、サクランボ、ブドウ、ピーマン、唐辛子など

アディポネクチン《やせホルモン》と似たはたらきをする

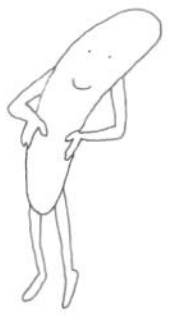

オスモチンは、植物に含まれるファイトケミカルのひとつです。メタボリックシンドロームや糖尿病の予防に役立つとして注目されてきました。まだ研究段階ですが、アディポネクチンと同じようなはたらきをする成分として注目されています。

トリプトファン

含まれる食品：牛乳、魚、肉、大豆製品、卵、ナッツ、バナナなど

セロトニン《幸せホルモン》
メラトニン《睡眠ホルモン》
増やす

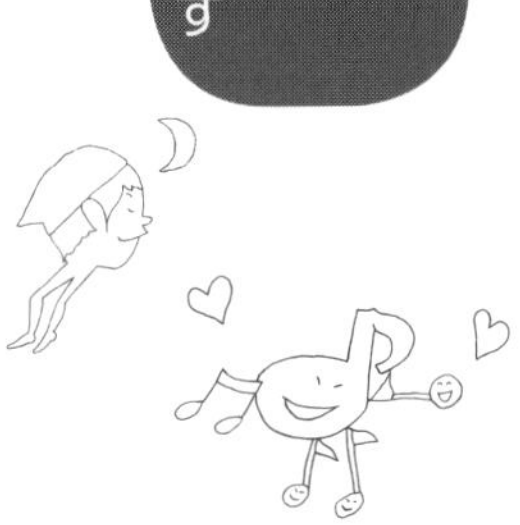

トリプトファンは、日中は脳内で幸せホルモン・セロトニンに変化し、夜になると睡眠ホルモン・メラトニンに変化します。トリプトファンは体内で生成できないので、食事から摂る必要があります。

工藤先生オリジナル

やせる出汁《だし》

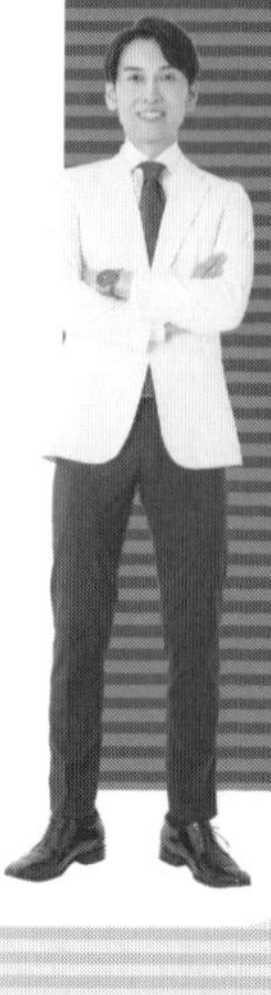

幸せホルモン・セロトニンと似たようなはたらきをする成分が、うま味成分です。うま味成分は、赤ちゃんがお母さんのお腹の中にいるときに入っている羊水の中の成分や、母乳の中の成分と同じ成分が入っています。実際、赤ちゃんにうま味、甘味、塩味を与えると、実は一番喜ぶのがうま味だという研究結果があります。

　このうま味成分がつまっているのが、僕の考案した「やせる出汁」です。この出汁は、味覚を矯正するはたらきもあります。ダイエットできない理由のひとつに、脂肪の多い食事や濃い味に慣れてしまう、ということがありますが、この出汁に含まれる天然のうま味成分は、淡泊な味付けでも脳に満足感を与え、食欲を抑える作用があります。さらに、脂肪燃焼、デトックス、美肌効果も期待できます。

　実際どれくらい効果があるかというと、少しこわいくらい食欲がなくなります。僕の場合、二週間で11kgやせました。こわいくらいやせますが、その正体は、かつお節、煮干し、昆布、緑茶、というものすごく自然のものなので、安心して続けられます。

　材料もスーパーで買えるものばかりですし、つくり方も簡単なので手軽に続けられます。一週間分の作り方をご紹介しますので、まずは一週間続けてみてください。二週間続けると、舌の味蕾の細胞が生まれかわるので、味覚の変化が感じられるはずです。

（素材メモ）ホルモンに作用する4つの素材

①かつお節

食欲抑制効果のある**ヒスタミン**を増やすヒスチジン、**幸せホルモン・セロトニン**をつくるトリプトファンの他、味覚を正常化する亜鉛などが含まれています。

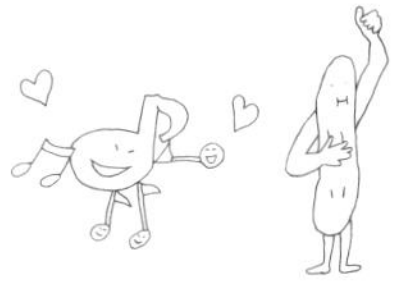

②煮干し

セロトニンを増やすたんぱく質はもちろん、**やせホルモン・アディポネクチン**を増やすEPAやマグネシウム、**カルシウム吸収ホルモン・ビタミンD**も含まれています。

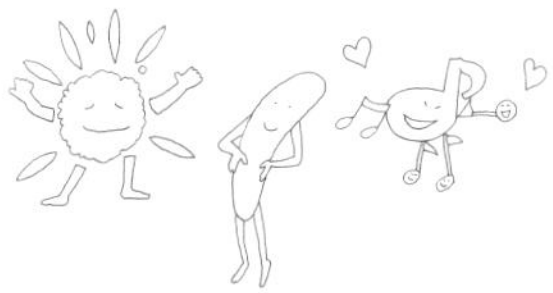

③昆布

満腹ホルモン・レプチンのはたらきを安定させ、食欲を抑える作用があります。食物繊維が腸内環境を整えて、糖質や脂質の吸収を抑制します。

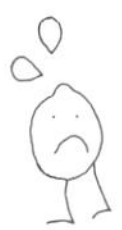

④緑茶

アミノ酸の一種テアニンが、**セロトニン**の分泌を促進します。**ストレスホルモン・コルチゾール**を減らすGABAも含まれています。

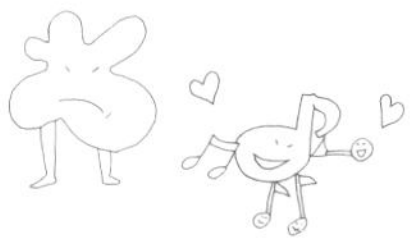

材料（1週間分）

❶～❹を3対1対1対0.5で用意する

❶かつお節…30g
❷煮干し……10g
❸刻み昆布…10g
❹緑茶………5g

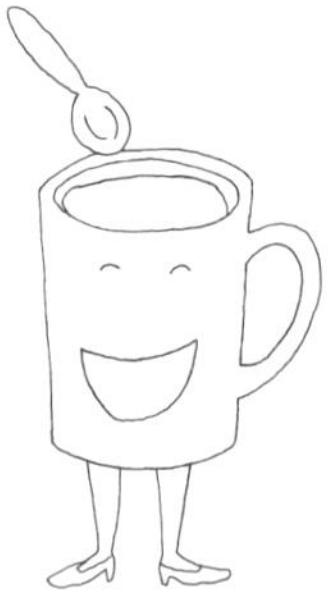

つくり方

フライパンで炒ってミキサーにかける

1 かつお節と煮干しをフライパンで炒る

2 1と、刻み昆布、緑茶をミキサーにかける

3 粉末になったら完成。冷蔵庫で二週間保存できます

飲み方

大さじ1の粉末を200mlのお湯で溶かす

1 カップに大さじ1の粉末を入れる

2 お湯200mlを注いでかきまぜる

3 1分待つと粉末が溶けておいしくなります

おわりに

最後まで読んでいただき、ありがとうございました。ホルモンの不思議な世界、いかがでしたでしょうか。実際のところ、ホルモンの研究は日進月歩で、今こうしている瞬間にも新たなホルモンが発見され、新たなホルモンコントロール術が生み出されています。

この本を執筆中、世の中は新型コロナウイルスの影響で、深刻な状況でした。二〇二〇年四月、国の緊急事態宣言のもと、多くの方が、仕事へ出かけることも外出することもできなくなり、家の中で過ごすことになりました。

たまにテレビ局からオファーをいただき、番組に出演させていただくことがありますが、四月から収録もロケも一切なくなり、出演はすべてオンラインになりました。僕は、医師という仕事柄、感染のリスクもあるため、家族と離れてひとりで暮らし、書斎にパソコンをセッティングして、番組に出演していました。

このころからホルモンについての出演オファーが増えてきました。感染というリスクが常につきまとい、先行きが見えない不安を抱え、誰のせいにもできない怒りを抱えている方が多い中、まさにホルモンコントロールの必要性を感じていました。ホルモンを知ることで、この緊急事態は必ず乗り切れるはずだと思い、テレビを通して、知っている術をご紹介してきました。

　どうしようもなく不安があるときは、せん切りキャベツをきざんでください。リズミカルに包丁を動かすことで**幸せホルモン・セロトニン**が出ます。好きな人に会えないときは、抱き枕を抱いて、電話で語り合ってください。**愛情ホルモン・オキシトシン**が出ます。

　心や体がなんだかつらいな、というときこそ、ホルモンのことを思い出してください。暮らしの中のちょっとした工夫で人生はもっとずっと楽しく、らくになります。ホルモンコントロールで、あなたの毎日がもっともっと素敵に輝きますように。

工藤　孝文

二〇二〇年六月

ホルモンINDEX

【あ】

アディポネクチン……4, 5, 25, 29, 35, 50, 53, 54, **55**, 160, 169, 171
アドレナリン……14, 23, 24, 25, 27, 30, 74, 76, 77, 78, **79**, 82, 85, 142
インクレチン……5, 25, 27, 31, 56, 58, 59, 60, **61**, 124
インスリン……3, 25, 31, 58, 60, 61, 70, 121, 122, 124, 125, 126, **127**
エストロゲン……14, 25, 116, 118, 119, 120, **121**, 142, 166
オキシトシン……25, 98, 100, 101, 102, **103**, 119, 161, 174
オステオポンチン……25, 128, 130, 132, **133**

【か】

グルカゴン……61
グレリン……25, 29, 33, 35, 41, 44, 46, 47, 48, **49**, 161, 165
コルチゾール……25, 28, 31, 71, 125, 140, 142, 143, 144, **145**, 154, 155, 168, 171

【さ】

GIP……60
GLP-1……60
成長ホルモン……23, 46, 47, 142
セロトニン……3, 4, 12, 13, 14, 18, 23, 24, 25, 27, 28, 31, 32, 33, 70, 71, 100, 101, 104, 106, 107, 108, **109**, 157, 164, 165, 169, 170, 171, 174

【た】

ダイノルフィン……115
テストステロン……25, 92, 94, 95, 96, **97**, 142
ドーパミン……3, 4, 14, 24, 25, 28, 30, 84, 86, 88, 89, 90, **91**, 100, 108, 109, 112, 114, 119, 142, 163, 166, 168

【な】

ノルアドレナリン……4, 23, 24, 25, 27, 80, 82, 83, 84, **85**, 91, 108, 109, 162

【は】

ヒスタミン……4, 25, 68, 71, 72, **73**, 167, 171
ビタミンD……25, 134, 136, 137, 138, **139**, 171
ビーマルワン……31, 62, 64, 65, 66, **67**
βエンドルフィン……14, 16, 25, 70, 110, 112, 113, 114, **115**, 163

【ま】

マイオカイン……4, 25, 30, 146, 148, 149, 150, **151**
メラトニン……13, 23, 25, 26, 27, 32, 109, 152, 154, 155, 156, **157**, 169

【ら】

レプチン……25, 29, 35, 38, 40, 41, 42, **43**, 46, 48, 171

参考文献

【書籍】『マンガでわかるホルモンの働き』『マンガでわかる神経伝達物質の働き』（サイエンス・アイ新書）野口哲典／『奇跡のホルモン・スイッチ 潜在能力を引き出す』（幻冬舎新書）加藤雅俊／『ココロとカラダを元気にする ホルモンのちから』（高橋書店）伊藤裕／『なんでもホルモン 最強の体内物質が人生を変える』（朝日新書）伊藤裕／『脳内物質仕事術』（マガジンハウス）樺沢紫苑／『イメカラ　内分泌・代謝』（メディックメディア）医療情報科学研究所
【サイト】厚生労働省　生活習慣病予防のための健康情報サイト／NHK健康チャンネル／第124回日本医学会シンポジウム講演要旨／Harvard T.H.CHAN　School of Public Health／埼玉医科大学生理学研究室

[著者紹介]
工藤 孝文（くどう・たかふみ）
医師　工藤内科医院　副院長

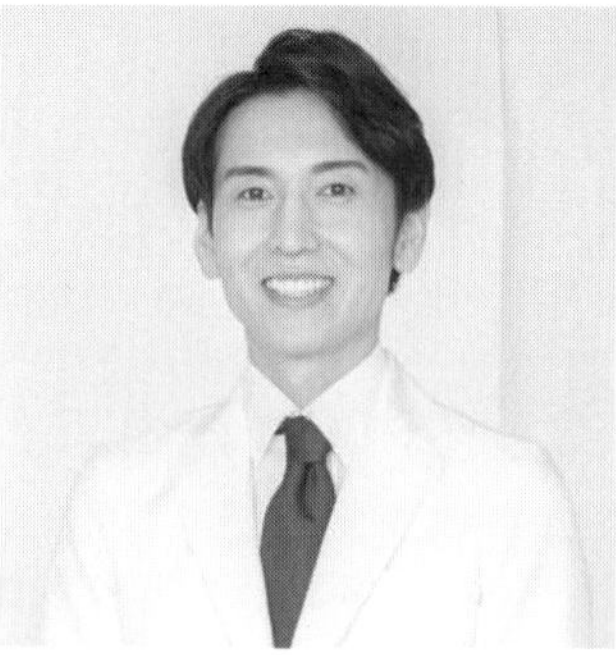

1983年福岡県生まれ。福岡大学医学部卒業後、アイルランド、オーストラリアで食行動異常について研究。帰国後、内分泌疾患、糖尿病、肥満症などを専門に大学病院に勤務。地元の基幹病院を経て、現職。ホルモンコントロールなどオリジナルメソッドを用いた減量外来では、その成功率の高さに定評があり、NHK「ガッテン！」、フジテレビ系「ホンマでっか!?TV」などテレビや雑誌を始め、多数のメディアに出演。講演、著書多数。日本内科学会、日本糖尿病学会、日本肥満学会、日本抗加齢医学会、日本東洋医学会、日本女性医学学会、日本高血圧学会会員。

執筆協力 ―――――― 工藤 あき
編集協力 ―――――― 及川 夕子
キャラクターデザイン・挿画 ―― 埜口 琴理
装幀 ―――――――― （株）イオック（目崎 智子）
本文組版 ―――――― 新藤慶昌堂デザイン室
校閲 ―――――――― 田村 和子

人生《じんせい》が変《か》わるホルモンコントロール術《じゅつ》
はたらくホルモン
朝《あさ》1杯《ぱい》の牛乳《ぎゅうにゅう》が夜《よる》の睡眠《すいみん》を変《か》える

2020年7月14日　第1刷発行

著　者　工藤《くどう》 孝文《たかふみ》
発行者　渡瀬 昌彦
発行所　株式会社 講談社
〒112-8001 東京都文京区音羽 2-12-21
（販売）03-5395-3606
（業務）03-5395-3615
編　集　株式会社 講談社エディトリアル
代表　堺 公江
〒112-0013 東京都文京区音羽 1-17-18 護国寺 SIA ビル 6F
（編集部）03-5319-2171
印刷所　株式会社 新藤慶昌堂
製本所　株式会社 国宝社

ISBN978-4-06-520221-0